普通高等教育"十三五"规划教材

全国高等医药院校规划教材

医学伦理学

（第2版）

龚玉秀　方珏　主编

U0378458

清华大学出版社

北京

内 容 简 介

　　医学伦理学是伦理学与医学相互交融的产物,是医学与人文社会科学学科交叉形成的新学科。本书系统阐述了医学伦理学的基本概念、基本原理,并将伦理学的理论、方法应用于医学领域人与人、人与社会、人与自然的关系之中,对伦理学、临床实践、医学科学研究和其他医学活动进行有机融合。本书可作为高职高专院校医学及相关专业学生的教材。

图书在版编目(CIP)数据

医学伦理学 / 龚玉秀,方珏主编. —2 版. —北京:清华大学出版社,2018
(普通高等教育"十三五"规划教材·全国高等医药院校规划教材)
ISBN 978-7-302-50258-6

Ⅰ.①医…　Ⅱ.①龚…　②方…　Ⅲ.①医学伦理学 - 高等学校 - 教材　Ⅳ.① R-052

中国版本图书馆 CIP 数据核字(2018)第 114717 号

责任编辑:罗　健
封面设计:徐　武　朱　旭
责任校对:王淑云
责任印制:董　瑾

出版发行:清华大学出版社
　　　　　网　　　址:http://www.tup.com.cn, http://www.wqbook.com
　　　　　地　　　址:北京清华大学学研大厦A座　　邮　　编:100084
　　　　　社 总 机:010-62770175　　　　　　邮　　购:010-62786544
　　　　　投稿与读者服务:010-62776969, c-service@tup.tsinghua.edu.cn
　　　　　质量反馈:010-62772015, zhiliang@tup.tsinghua.edu.cn
印 装 者:北京国马印刷厂
经　　销:全国新华书店
开　　本:185mm×260mm　　印　张:13.25　　字　数:300千字
版　　次:2013年1月第1版　2018年9月第2版　　印　次:2018年9月第1次印刷
定　　价:49.80元

产品编号:078294-01

《医学伦理学》编委会名单

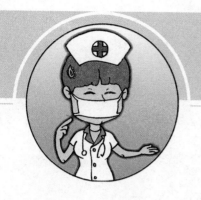

前　言

　　医学伦理学是一门研究医学道德的学科，是以医学实践领域中的医德现象和医德关系为研究对象的应用伦理学，是医学与伦理学交叉形成的边缘学科，是伦理学的一个分支学科。

　　本书包含绪论，医学伦理学的理论基础，医疗人际关系伦理，临床医疗实践伦理，医学科研伦理，生命与死亡伦理，医德评价、教育和修养等内容，分绪论、医学伦理学的历史发展、医学伦理学的基本理论、医学伦理学的规范体系、医患关系道德、医际关系道德、医社关系道德、临床诊疗道德、临床护理道德、医学科研道德、人体实验与尸体解剖道德、生命道德、死亡道德、医德评价、医德教育与修养15章。

　　本书根据高职高专医学生的特点和执业助理医师考试的要求编写而成，力求通俗易懂，文中插入了生动具体的案例、图片、漫画、相关知识链接和医德典范人物故事，并安排了思考题，适合高职高专学生、在职医务人员学习和参考。

　　本书由龚玉秀、方珏同志主编，参加编写的人员有龚玉秀、方珏、付小清、尧必文、徐武、徐泽宇、杨文、王新奎、徐春娟、曾晓英、张有闻、黄晓英、管元生、朱旭、朱盼、徐韵。全书由龚玉秀、方珏同志编审和统稿。

　　在本书编写、出版过程中，得到了江西省卫生和计划生育委员会、江西省教育厅等上级行政部门的大力支持和鼓励，得到了清华大学出版社罗健编辑的具体指导和帮助，在此，表示衷心的感谢！

　　本书参阅了许多国内外文献资料，借鉴了公开出版的相关论文、教材、专著等许多学术成果，并从互联网上获得了不少资讯，在此，一并致以诚挚的感谢。尽管如此，由于编者水平有限，加上编写时间较紧，缺点和错误在所难免，恳请专家及读者指正。

龚玉秀　方　珏

2018 年 6 月

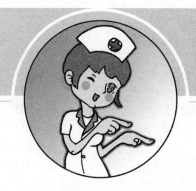

目　录

第3篇　临床医疗实践伦理

第4篇　医学科研伦理

第5篇　生命与死亡伦理

第6篇　医德评价、教育和修养

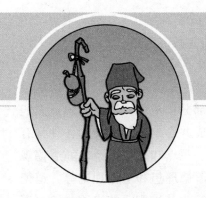

绪　论

　　医学生是未来的白衣天使，除了要刻苦学习，掌握扎实的医学专业知识及技能外，还必须在医疗卫生实践中遵循职业道德规范，提高医德修养。正如爱因斯坦所言，"仅用专业知识教育人是不够的。通过专业教育，学生可以成为一种有用的机器，但是不能成为一个和谐发展的人。"医学伦理学是运用一般伦理学原则解决医疗卫生实践和医学发展过程中的医学道德问题、解释医学道德现象的学科，它是医学的一个重要组成部分，又是伦理学的一个分支。医学生只有学会运用伦理学的理论、方法研究医学领域中人与人、人与社会、人与自然关系的道德问题，方能真正履行医学"爱人、行人道"的神圣使命。

第 1 节　道德与医学道德

　　【案例 0-1】　傅淑清（1944—2016 年），江西樟树人，第三、四、五批全国老中医药学术继承工作指导老师，全国著名老中医，旴江医学流派代表性继承人，2013 年入选中国好人榜。从医、从教 50 多年，她始终把教书育人、治病救人作为自己的天职。退休后依旧风雨无阻地到医院门诊室接诊。医院原则上每天安排她接诊 50 名患者，但为了给更多群众看病，她每天都会设法延长自己坐诊的时间。退休十年累计接诊十余万人次。在患者眼中，傅医生与人为善，总能设身处地为患者着想，耐心询问，悉心解释，开出的药方往往既实惠又有效，患者打心里愿意找这样的医生看病。

　　讨论与思考：结合案例，谈谈你对"医乃仁术"的看法。

一、道德的含义及其构成要素

　　道德是一种社会意识形态，它是以善恶为评价标准，依靠社会舆论、内心信念和传统习俗来调节人与人、人与社会、人与自然之间关系的行为准则与规范的总和。"道德"（morality）一词源于西方拉丁语词汇"mores"，意为风俗和习惯，后逐步引申为原则规范、行为品质、善恶评价等方面的意思。在中国古代社会早期，"道"与"德"原本是分开使用的。"道德"合为一个词，最早见于荀子的《荀子·劝学》："故学至乎礼而止矣，夫是之谓道德之极。"荀子第一次给"道德"赋予了确切且接近现代的含义：其一，道德是调整人们之间的关系和行为的准则；其二，道德指个人的思想品质、修养境界、道德评价等。

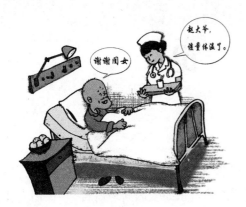

一般而言，道德是由道德意识、道德规范和道德实践三个部分构成的。道德意识是人们在道德活动中形成并影响道德活动的各种具有善恶价值的思想、观点和理论体系，如道德观念、道德情感、道德理想和道德理论等。道德规范是评价人们行为的准则，如道德戒律、道德格言及道德要求。道德实践是在一定的道德意识指导下有目的的社会活动，包括道德行为、道德评价、道德教育、道德修养和其他具有道德价值并承担道德责任的活动。

二、道德的本质、特征及功能

1. 道德的本质

道德本质上是一种特殊的社会意识形态，归根到底是由经济基础决定的，是社会经济关系的反映。一方面，社会经济关系的性质决定道德体系的性质，社会经济关系的变化必然引起道德的变化。在人类历史上，一切道德体系的兴衰起落、进退消长，都是源于社会经济关系的变化。社会经济结构的根本变革终将导致社会或阶级的道德体系的新旧更替。另一方面，道德对社会经济关系的反映不是消极被动的，而是以它特有的方式和力量能动地影响世界，引导和规范人们的社会实践活动。良好的道德会引导并推动社会和个人的健康发展；反之，则会对社会和个人的发展产生消极影响。

2. 道德的基本特征

道德作为一种社会意识形态与上层建筑，其表现形式是一种规范体系，其主要特征表现在以下几个方面：

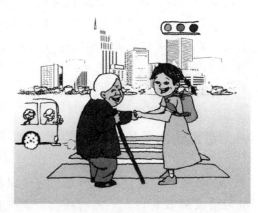

（1）道德是普遍性与多元性的统一

道德作为意识形态与规范体系是普遍存在于人类社会的，不仅在时序上存在于其产生之后的各个历史阶段，而且在空间上也存在于社会的各个领域。如果将道德看作一个体系的话，那么由于时代、境遇的不同，特别是社会经济关系与经济模式在社会各领域中的表现不同，道德在体系构成上也由此呈现出多样性，形成社会公德、家庭美德、职业道德以及个人品德等诸多的道德范畴。同时，由于道德主体的差异性与个性化，其道德观念、意识与行为也表现出多样性的特点。例如，就职业道德范畴而言，法律职业与教育职业的道德要求就存在较大不同，法律职业中的律师与法官的职业道德也存在差别。

（2）道德是自律性与他律性的统一

道德的自律性是指道德的主体能把外在社会道德要求作为主体内心信念的指引，并与之相契合，以此确立主体的行为准则且能自主自愿地遵守。道德义务的履行是道德主体完善自我、发展自我的内在意愿。他律性是指道德不以主体的主观意志为转移，具有对主体行为的约束与限定作用，主要通过社会舆论等社会道德评价机制发挥作用，使社会主体非出于信念与意愿而履行一定的道德义务，非主动地遵从道德准则的情况。自律与他律并不是决然割裂的，而是基于社会道德和个人道德的相互衍生，呈现出从他律走向自律再走向他律的螺旋式上升发展轨迹，自律的道德包容他律道德的因素，他律的道德总含有自律道德的基础。

（3）道德是社会性和阶级性的统一

道德是社会发展的产物，贯穿于人类社会发展的一切阶段，具有社会性。只要有人类社会的存在，就有道德的存在。道德涉及社会生活的各个领域，政治、经济、文化、军事、宗教等各个领域都受道德的影响。在马克思主义者看来，人类社会生产关系经历了由非阶级性的生产关系向阶级性的生产关系发展的历史过程。在特定历史阶段，道德作为一种社会意识具有鲜明的阶级性。道德的阶级性与社会性的关系是：社会性是阶级性的基础；阶级性通过社会性表现出来。虽然善是道德的普世性价值，但是善的内涵与外延的界定往往又可以体现其阶级性。

3．道德的主要功能

道德作为社会意识形态的特殊形式，具有促进社会发展的功效与作用。它是处理个人与他人、个人与社会之间关系的行为规范，它是实现自我完善的一种重要精神力量。道德的功能主要包括认识功能、调节功能和教育功能。

（1）认识功能

道德的认识功能是指道德具有反映社会现实，特别是反映社会经济关系的功效与作用。道德通过反映个人与他人、个人与社会的利益关系，帮助人们获取关于道德原则、道德标准和道德理想等方面的知识和做人的规矩。道德认识不仅向人们提供道德是什么的知识，而且帮助人们选择符合其利益和需要的价值。在认识过程中，这一功能把现实社会中的各种现象、关系和行为，区分为有利的和有害的，善的和恶的，应当的和不应当的，正义的和非正义的，帮助人们认识道德生活的规律和原则，增强义务感与责任感，从而选择正确的道德行为，塑造良好的道德品格。

（2）调节功能

道德的调节功能是指通过道德评价等方式指导、纠正人们的行为和活动，协调人们之间的关系，稳定现实社会秩序的功能。道德评价是道德调节的主要形式。传统习惯、社会舆论和内心信念是道德调节得以发挥作用的主要力量，它们能唤起人们的道德意识和规范人们的行为，最终使人们的行为逐步从"实然"状态向"应然"境界转化。

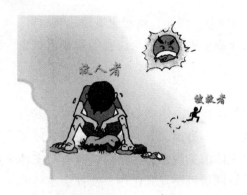

由于道德调节的范围和影响力非常广泛，从而成为政治、法律调节的重要补充，它们相互作用、相互影响，它们共同调节人们之间的关系。

（3）教育功能

道德的教育功能指通过家庭、学校、社会等不同形式的道德教育使受教育者明辨善恶是非，以"善"为荣，以"恶"为耻，树立正确的义务观、荣誉观、正义观和幸福观等，从而培养受教育者良好的道德意识、道德品质和道德行为。

三、职业道德的含义及特点

1. 职业道德的含义

职业道德是指从事一定职业的人在职业活动中应当遵循的具有职业特征的道德要求和行为准则。职业道德既是从业者在职业活动中的行为要求，同时又是特定职业对社会所负的道德责任与义务。

不同阶级、不同行业都有自己的道德要求。然而，爱岗敬业、诚实守信、办事公道、服务群众和奉献社会则是各项职业基本的道德要求。一般来说，职业道德主要由职业理想、职业态度、职业责任、职业技能、职业纪律、职业良心、职业荣誉和职业作风八大要素构成。职业道德的形成，通常要经过他律期、自律期和职业道德价值目标形成期三个阶段，最终达到一种较为理想的层次。

2. 职业道德的特点

（1）适用范围的有限性

一定的职业道德规则只适用于特定的行业领域。不同的职业有不同的职业道德标准。例如，军人的职业道德是无条件服从命令和勇往直前的英雄气概，而医务人员的职业道德是救死扶伤、防病治病。

（2）历史发展的继承性

职业具有不断发展和世代延续的特征，不仅其技术世代延续，其行业的道德要求也有一定的历史继承性。这也必然导致职业道德在内容上具有稳定性，如博施济众、仁爱救人，从古至今都是医务人员职业道德的体现。

（3）表达形式的多样性

人们根据职业活动的具体要求，通常采用行规、条例、章程、守则、制度、公约等形式对人们的行为作出规定。

（4）行为规范的有效性

职业道德不具有法律那样的强制性，它通常是以行规、制度、章程、条例等形式表现出来的，职业道德能让从业者感受到其纪律规范性。这种纪律的规范性与行业文化、行业习惯和从业者的内心信念有机糅合在一起，最终以职业自律的形式对从业者行为进行有效的调节。

四、医学道德的含义和特殊性

1. 医学道德的含义

医学道德是医务人员的职业道德，简称"医德"。它是社会一般道德在医学领域中的具体体现，是医务人员应具备的思想道德品质，它是调节医务人员与患者、社会以及医务人员之间关系的道德要素总和。医学道德通过具体的道德原则和道德规范来影响医务人员的言行，调节各种医德关系。

2. 医学道德的特殊性

医德除了具有一般职业道德的特点之外，由于行业的特殊性，还具有自身的特点。

（1）人道性

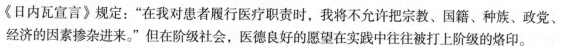

医学本是"爱人之学"和"人道之学"。医务人员的一切行为都要有利于患者的健康。正像《医德十二篇》说的那样："医生活着不是为了自己，而是为了别人，这是职业性质所决定的。"同情、关心和尊重患者人格，维护患者权利，珍爱患者生命价值，是医务人员应该具有的基本素养。

（2）普世性

医学本身不具有阶级性，是为全人类服务的。《日内瓦宣言》规定："在我对患者履行医疗职责时，我将不允许把宗教、国籍、种族、政党、经济的因素掺杂进来。"但在阶级社会，医德良好的愿望在实践中往往被打上阶级的烙印。

（3）自主性

医学是为人类健康服务的，不是特定阶级、党派斗争所利用的工具。《东京宣言》强调："医师对其治疗的患者有医疗责任，在做治疗决定时完全是自主的。医师的基本任务是减轻他的患者的痛苦，并不得因任何个人的、集体的或政治的动机违背这一崇高目的"。

知识链接：《日内瓦宣言》

准许我进入医业时，我郑重地保证：我将奉献一切为人类服务；我将给我的师长应有的崇敬及感激；我将凭我的良心和尊严从事医业；我一定把患者的健康和生命放在一切的首位；我将信守患者告知我的秘密；我将尽我的力量维护医业的荣誉和高尚的传统；我应视我的同业为兄弟；在我对患者履行医疗职责时，我将不允许任何宗教、国籍、种族、政党、经济的因素掺杂进来；我将尽可能地维护人的生命，维护自胎儿开始的人的生命；即使在威胁之下，我也不会运用我的医学知识去做违反人道的事情。我郑重地、自主地并且以我的人格宣誓以上的约定。

第2节　伦理学与医学伦理学

【案例0-2】患者郑某，男，35岁，因左膝关节半月板损伤，住北京某区医院骨科病房，准备手术，与因外伤致截瘫的王某住同一病房。郑某的手术比较顺利，但在郑某的术后第二天，与他同屋的王某臀部出现疖肿。又过了两天，王某的疖肿化脓，细菌培养发现凝固酶阳性金黄色葡萄球菌。当郑某的手术切口拆线时，伤口出现感染，郑某提出这是主治医生给王某换药后不洗手，检查他的伤口造成的，郑某认为是医疗事故。主治医生认为手术切口感染是并发症，这并不罕见，并且术前已向家属作了交代，不属于医疗事故。因此，医患之间出现了医疗纠纷，并很快反映到医院医务科。医务科出面调查调解，并对手术切口感染进行细菌培养，结果也培养出凝固酶阳性金黄色葡萄球菌。于是，医务科答应减免郑某的一部分医疗费用和给予一次性营养补助，并保证患者伤口愈合后出院，医疗纠纷才得以平息。

讨论与思考：在上述案例中，请指出哪些是医学问题？哪些是伦理问题？并进行伦理学分析。

一、伦理学及其基本类型

1. 伦理学的含义

伦理学"ethics"一词源自希腊语"ethos"，意为风尚、习俗、德性等。在我国古代，"伦""理"二字最早是作为两个概念分别使用的。"伦"在我国词源中有"类、辈、关系、次序"的意思，后引申为"人与人之间的关系"。"理"，本义为"治玉"，后引申为治理和整理的意思。清朝末年，日本学者借用汉语将"ethics"译成"伦理学"，后引入我国。人们在现实中易将道德与伦理混合使用，实际上两者是有区别的。道德是一种现象，侧重于实践，而伦理侧重于理论。伦理是理论化、系统化的道德，是对道德的哲学思考。

伦理学又称道德学或道德哲学，它是一门以道德现象为研究对象，主要探讨道德的起源、本质、作用及其发展规律的科学。伦理学由古希腊伟大的思想家亚里士多德首创，公元前335—公元前323年，亚里士多德的弟子尼各马可对其学说加以整理，编纂了西方伦理学史上的第一部伦理学专著《尼各马可伦理学》。《论语》则是我国最早有关伦理学的思想著作。

2. 伦理学的基本问题

伦理学的基本问题就是道德和利益的关系问题。马克思主义伦理学认为，伦理学的基本问题包括两个方面的内容：其一，指经济关系和道德关系谁决定谁的问题。换句话说，究竟是经济关系决定道德关系，还是道德关系决定经济关系？其二，指人们处理利益的原则，即个人利益和社会整体利益谁服从谁的问题。换句话说，究竟是个人利益服从于社会整体利益，还是社会整体利益服从于个人利益？在马克思主义诞生前，由于时代、阶级的局限性，各学派的伦理学家们都未能对伦理学的基本问题做出科学的回答。

3. 伦理学的基本类型

人们按照研究方法和研究视角的不同，将伦理学分为描述伦理学、元伦理学、规范伦理学和美德伦理学四种类型。描述伦理学又称记述伦理学，它对道德进行经验性描述和再现。元伦理学又称分析伦理学，它对道德语言即道德概念和判断进行研究。规范伦理学是以人们现实的道德关系、道德意识和道德活动为研究对象，从哲学世界观的角度探讨和分析人的价值、生活的意义、理想的人格和社会的价值。美德伦理学是研究人类优良道德的实现和优良道德品质的养成的科学。

伦理学研究的主要内容涵盖三个方面：第一，道德的基本理论，包括道德的起源、本质、发展规律及社会作用等；第二，规范体系，包括道德的基本原则、各种规范和范畴等；第三，道德品质的养成，包括道德教育、评价和修养等。

二、医学伦理学的含义及学科发展

1. 医学伦理学的含义

医学伦理学是运用伦理学的基本原则、理论、方法解释医疗实践和医学科学发展中人与人、医学与社会之间的关系的一门学科。医学伦理学这一概念由英国著名医生、哲学家托马斯·帕茨瓦尔在 1803 年出版的《医学伦理学》一书中首次提出。

医学伦理学是伦理学与医学相互交融形成的一门学科，属于应用规范伦理学的范畴。医学伦理学主要通过分析医学领域中的道德现象，揭示医学道德形成和发展的客观规律。它不但阐述在医学领域中，人们应该遵循什么样的道德规范，而且还阐明这些道德规范的理论依据、意义和起作用的原因。医学伦理学与医学心理学、医学法学、医学社会学等又被称为医学软科学或医学人文学科。

2. 医学伦理学的学科发展

医学伦理学是一门随社会历史不断发展的开放性学科，它先后经历了医德学、近现代医学伦理学和生命伦理学三个发展阶段。

（1）医德学

医德学又称传统医学伦理学。我国古代和西方中世纪以前的医学伦理学都属于医德学。传统医学伦理学的基本理论主要有美德论和义务论，它着重探讨和解决医疗卫生工作中人类行为的是非善恶问题，范围局限在医疗职业内，其核心是医生与患者的关系。医德学强调医生个体的道德自律，如《希波克拉底誓言》中的不伤害

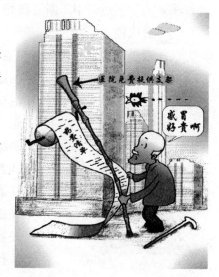

和保密原则，《大医精诚》要求医者"无欲无求，先发大慈恻隐之心"。

（2）近现代医学伦理学

近现代医学伦理学的诞生是以英国的托马斯·帕茨瓦尔的《医学伦理学》一书的出版为标志的。医学迅速发展为集体和社会性的事业，近现代医学伦理学研究的医患关系是指以医生为主体的人群和以患者为中心的群体之间的关系，近现代医学伦理学还研究医学团体与社会的关系，强调医学行业的自律。因此，除了美德论和义务论之外，近现代医学伦理学还增添了公益论。

（3）生命伦理学

生命伦理学是医学伦理学发展的高级阶段。它形成于 20 世纪 60 年代的美国。医学新技术的不断出现，尤其是生殖技术、器官移植、安乐死和基因技术的发展带来的医学道德难题，使生命伦理学日益引起人们的重视。它的理论基础除了美德论、义务论和公益论外，还有价值论和功利论。

三、医学伦理学的基本特征

医学伦理学是认识、解决医疗卫生实践和医学科学发展中人与人、医学与社会之间伦理道德关系的科学，它具有以下三个显著的特征：

（1）实践性

医学伦理学是与医学实践密切相关的学科。医学伦理学的理论、规范来源于实践，是对医学实践中的道德关系、道德意识、道德行为的概括和说明，是在长期的医疗活动中形成、发展的，而来源于医学实践的道德原则、道德规范又对医学活动起着重大的指导作用。医学实践既是医学伦理学的基础、动力，又是医学伦理学的目的和检验医学伦理学理论正确性的唯一标准。

（2）继承性

弘扬伦理道德是医学进步的基本条件和重要标志，是贯穿医学发展史的一条主线。"救死扶伤""大医精诚""为医者仁"等伦理道德原则为医学工作者自觉地继承、恪守，并在医学事业的发展过程中不断发扬光大。

（3）时代性

医学道德随着医学发展和社会进步而不断发展。医学的发展不仅表现为诊治疾病手段的进步，而且表现为医学道德的进步。与新的预防、诊断、治疗方法相对应的伦理原则的制定是医学道德进步的重要标志。任何时代的医学道德都与特定的社会背景相联系，都因解决该时代的具体问题而存在。在古代，医生为妇女堕胎被认为是违反道德的，而在当代，为维护社会和妇女自身利益开展的计划生育手术则是道德之举。医德原则、医德规范、医德评价、医德教育都是时代的产物，都不能脱离时代。反映社会对医学的需求、为医学的发展导向、为符合道德的医学行为辩护是医学伦理学的任务。

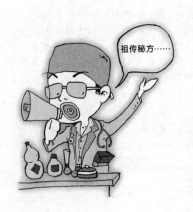

四、医学伦理学的研究对象及内容

1. 医学伦理学的研究对象

任何一门学科都有其自身特有的研究对象。医学伦理学通过对医德现象的全面研究，揭示医德关系中各种矛盾及矛盾变化发展的规律性。医德现象指医学领域中人们道德关系的具体体现，医德关系则是医德现象的主要构成部分。

（1）医德现象

医德现象包括医德意识现象、医德规范现象和医德活动现象三个方面：

第一，医德意识现象，指医学道德的思想、观点和理论等方面的内容，包括医德观念、情感、意志、信念等，属于医德关系的主观方面。

第二，医德规范现象，指在医学实践中，社会和医疗卫生行业评价和调节医务人员行为的准则，这些准则在客观上对医德关系涉及的各方都有一定的要求和规定，人们在介入这类关系时必须遵照执行。这些要求和规定常以"医疗法律""誓词""规约"等形式表述出来。

第三，医德活动现象，指医学道德的行为、评价、教育和修养，这是医德关系的客观方面。在医疗活动中，医德活动现象主要表现为医务人员在医德意识的支配下，主动或被动地进行医德评价、医德教育和医德修养。

（2）医德关系

道德是调节人与人、人与社会、人与自然之间关系的行为规范，医学伦理学研究的是医学道德，具体来说，主要研究以下四种医德关系：

第一，医患关系，指医务人员与患者在医疗卫生实践活动中产生的特定医治关系，是医疗人际关系的关键。著名医史学家西格里斯曾经说过："每一个医学行动始终涉及两类当事人：医师和患者，或者更广泛地说，医学团体和社会，医学无非是这两群人之间建立的多方面的关系"。

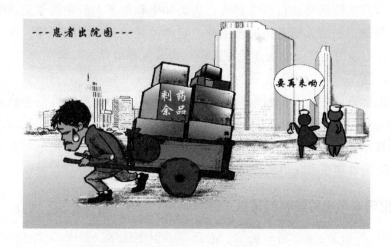

第二，医际关系，指在医疗实践活动中，医方之间的人际关系，包括医生与医生，护士与护士，医生与护士，医生与检验、影像、药剂等技术人员，医护、医技与医院管理人

员之间的关系。现代医疗活动要顺利完成，需医务人员协同作战。如何正确处理这些关系，是医学伦理学研究的重要问题。

第三，医社关系，指医学活动与社会之间的道德关系。医务人员在履行职责时，不仅要面对个体患者，而且还要面对整个社会。具体而言，医务人员不仅承担着服务患者的义务，而且承担着为社会人群提供健康服务和技术保障的社会责任，是许多重大社会问题和活动的参与者，如计划生育和优生优育、传染病控制、老年保健和环境保护等，其中所涉及的道德理论、道德责任和道德准则等一系列问题，都需要医学伦理学的指导。

第四，医科关系，指医学科研中产生的道德关系。随着社会的进步和医学科学技术的发展，出现了许多新的伦理问题，这些问题往往与传统的伦理观念和价值取向发生冲突，如新的生育技术、基因技术、器官移植技术带来的一系列伦理问题，都需要医学伦理学作出科学的诠释和论证。

2. 医学伦理学的研究内容

医学伦理学研究的内容十分丰富，归纳起来，主要包含以下几个方面：

（1）医德理论

它是整个医学伦理学的基础，主要阐述医德的起源、本质、发展规律和社会作用；研究中外医德的历史演变；阐述医学伦理学的基本理论，如生命论、美德论、义务论、公益论和价值论等。

（2）医德规范

主要阐述医务人员对患者、社会以及医务人员之间应承担的道德责任；指出医务人员应遵循的医德基本原则、规范；阐述医学伦理学的基本范畴，如医德权利、医德义务、医德情感、医德良心和医德审慎等。

（3）医德实践

主要研究医德教育和修养的方法、路径和经验；阐述医德评价的标准、依据和方式，对医务人员的医疗实践活动进行科学评价；为医学生和医务人员在医学伦理学理论与实践之间搭起一座桥梁，引领人们遵循医德他律、自律及其相互作用的规律，在主动参与医德建设的过程中，不断提高自己的医学伦理素质，提升医德境界。

（4）医德难题

指在同一医学事件中，人们面临两种或两种以上的道德选择，且每种选择都有一定的道德依据，令人难以取舍，使人陷入道德困境，如畸形儿的处理、安乐死、人体实验、器官移植、基因技术和克隆技术等问题。从医学伦理学和社会宏观的视角对以上问题进行论证和审视，是医德难题在实践中获得答案的突破口。

3. 医学伦理学与相关学科的关系

医学伦理学是一门交叉学科，医学、心理学、卫生法学、美学等学科是与医学伦理学联系较为紧密的相关学科。医学生和医务人员学习医学伦理学，养成高尚医德，均离不开对这些相关学科知识的学习和掌握。

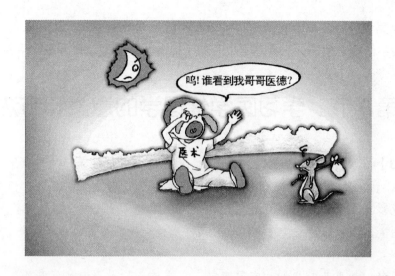

（1）医学伦理学与医学

医学是研究有关人体生命活动规律、防治疾病、增进健康等的知识体系和实践活动，它以人类的生命、疾病和健康为研究对象。医学伦理学以医学实践领域中的道德现象为研究对象。二者的关系极为密切。医学伦理学与医学有维护和促进人类身心健康的共同目的。医学伦理学立足于医学实践、医学的发展和医学模式的转变，会直接或间接地影响和促进人们医德观念的更新和发展；而医德通过对医学行为主体的干预，反过来又会对医学实践和医学科学的发展产生重大影响。

（2）医学伦理学与卫生法学

卫生法学是以研究与卫生法律相关的社会现象及其发展规律为对象的部门法学。它的目的是增强医务人员的社会主义法制观念，使医务人员了解医药卫生的法律制度，明确自己在医药卫生工作中享有的权利和义务，正确履行岗位职责。医学伦理学与卫生法学虽然在表现形式、调整的范围和实施手段上不同，但二者都是为了维护社会医疗秩序和公民的健康利益，它们都是医学教育课程体系的重要部分。在医学实践中，只有把开展医德教育与进行卫生法规教育有机结合起来，才能取得良好的医学规范教育效果。

（3）医学伦理学与医学心理学

医学心理学是研究心理因素在疾病预防、发生、发展和治疗过程中的影响和作用的科学。医学伦理学与医学心理学是一对孪生兄弟。医务人员懂得一定的医学心理学知识后，就能从心理学的角度认识医德的重要性，并为其选择优美的语言、良好的行为奠定心理基础。学习医学伦理学能不断提高医务人员的道德水平，增强其责任意识，消除不良的心理因素对患者的影响，保证疗效，促进医患关系的和谐，并为心理治疗提供可能和保证。

（4）医学伦理学与医学美学

医学伦理学与医学美学探讨的均是医疗卫生工作中的善与美。医学伦理学以善恶作为评价标准，医学美学将美丑作为评价标准。医学伦理学对医德原则和规范的确定以及对医德行为的评价，离不开医学美学中的审美判断。医德认为善的，一般总是美的；医德认为恶的，一般也总是丑的。医学伦理学与医学美学是相互影响、相互配合的。良好的医德是医务人员心灵美与外在美的有机统一，可以使患者得到美的享受；医务人员高尚的审美情趣、良好的美学修养、精细的服务艺术也有助于提高医疗质量，提升医德境界。

第3节　学习医学伦理学的意义和方法

【案例0-3】 产妇范某，39岁，妊4产1。因过去有习惯性流产病史，第四次妊娠保胎至31周早产，新生儿体重仅为1850克，而且出生后呼吸多次暂停，最长一次达20分钟。B超检查发现新生儿颅内出血，后来又发生吸入性肺炎、硬皮肿。医生向产妇及家属交代新生儿病情危重，即使经过抢救患儿能够存活，患儿未来的智力也可能较差。

讨论与思考： 如果此时产妇和家属商定，即使孩子长大是痴呆也要不惜一切代价地抢救。此时，你作为医务人员，应如何决策？

一、学习医学伦理学的意义

1. 有利于培养合格的医学人才

《西塞尔内科学》第17版的前言指出："没有医学伦理学，医师就会变成没有人性的技术员、知识的传播者、修理器官的匠人或者无知的暴君。"我国宋代《省心录·论医》中指出："无恒德者，不可以作医。"医德和医术自始至终均为人们对医学人才的基本要求。中央电视台《感动中国》栏目自2002年开播以来，迄今已走过整整17年，人们几乎每年都能从中看到医务人员的身影。无论是大山里最后的赤脚医生李春燕，让中国肝胆外科站到世界前沿的医学泰斗吴孟超，还是让众多患者挺直脊梁的医生梁益建。高尚的医德正是他们感动中国人民的根本。他们钻研医术，弘扬医德，履行医务人员"爱人、行人道"的神圣使命。通过对医学伦理学的学习与研究，可以使医务人员进一步提升医德水平，提高医疗质量，在医德行为过程中，始终择"善"而为之。我国执业（助理）医师资格考试均把《医学伦理学》作为一门必考科目，这也说明了它的重要性。

2. 有利于医德难题的解决和医学科学的发展

随着现代科学技术的高速发展及其向医学领域的渗透，医学领域形成了一系列的医学高技术群。它们在为医学诊断、治疗、预防和研究提供重要工具和手段的同时，也给人们带来了一系列的道德困惑，如在人工生殖技术、器官移植、基因工程等领域，就出现了诸多伦理学难题。这些难题能否解决，直接影响医学科学的发展。医学伦理学作为现代医学的组成部分，为医学行为的善恶评价提供认识框架。学习和研究医学伦理学，能有效帮助医务人员拓展理性思维空间，提高分析和解决医学伦理学难题的能力，增强医务人员的整体素质，促进医学科学的进一步发展。

3. 有利于推进社会主义和谐社会的建设

医疗卫生工作是一种特殊的职业，涉及千家万户，与广大社会成员有着千丝万缕的联系，关系到每个人的生老病死和每个家庭的悲欢离合。医德医风建设直接关系到医患关系、医际关系以及医社关系和谐与否，是构建社会主义和谐社会的重要组成部分。学习研究医学伦理学，搞好医德教育，一方面，可以提高医务工作者的道德水平，实现医德关系的和谐；另一方面，鉴于医务人员和医疗行业在人们心目中的特殊地位，他们高尚的医德和优质的行业服务有力地感染和影响

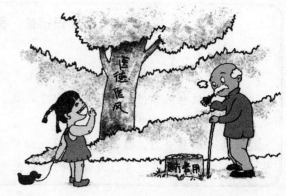

了各行各业的人们，为社会的和谐提供了精神支撑。

二、学习医学伦理学的方法

1. 理论与实际相结合

理论联系实际是马克思主义活的灵魂，也是学习医学伦理学最基本的原则与方法。一方面，认真学习医学伦理学及其相关学科的理论知识，密切关注医学科学发展状况，掌握医德行为和医德品质的形成规律；另一方面，将所学医学伦理学及相关学科的理论知识与当下医疗活动领域中的典型案例联系起来运用，对现实中存在的医学伦理问题进行科学的分析、判断与决策，积小善成大善，最终在认识—实践—再认识—再实践的过程中实现自己的学习目标。

2. 历史与逻辑相结合

医学道德是一个历史文化范畴，它伴随着社会经济关系和医疗卫生实践的发展而发展，它有独特的历史发展过程和社会文化特征。现有的任何一个医学伦理观念，都是以往道德观念的延续或变异。采用历史与逻辑相结合的方法，就是把医德现象放在相应的历史条件下加以客观的考察，根据当时的经济关系、政治制度、文化形态、医学状况等，运用归纳、演绎、推理、分析等逻辑思维方式，分析、研究不同的医学伦理观和行为规范，取其精华，去其糟粕，继承和发扬优良的医学道德传统。

3. 现实与理想相结合

我国医疗卫生事业的发展，既需要能推动祖国医学进入世界前沿的高层次医学人才，也需要扎根基层、服务一线的技能型和服务型的医学人才。高职高专医学教育是我国医学高等教育的重要组成部分，目的是培养满足临床需要的德、智、体、美、劳全面发展的医学技术应用型专门人才。高职高专医学院校的学生在重点掌握从事医学专业实际工作的基本能力和基本技能的同时，还应努力学习医学伦理学，加强医德修养，为最终实现自己的职业理想而努力拼搏。

知识链接：医学生誓言

健康所系，性命相托。

当我步入神圣医学学府的时刻，谨庄严宣誓：

我志愿献身医学，热爱祖国，忠于人民，恪守医德，尊师守纪，刻苦钻研，孜孜不倦，精益求精，全面发展。

我决心竭尽全力，除人类之病痛，助健康之完美，维护医术的圣洁和荣誉，救死扶伤，不辞艰辛，执着追求，为祖国的医药卫生事业的发展和人类的身心健康奋斗终生。

思 考 题

1．结合医德的特殊性，谈谈你对医学的基本认识。
2．医学伦理学的研究对象是什么？
3．阐述学习医学伦理学的意义和基本方法。

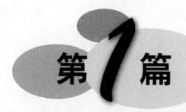

第 **1** 篇

医学伦理学的理论基础

医学与伦理学是相伴而生的。从远古社会以来，医者在长期的医疗实践活动中积累了丰富的医学伦理学知识，形成了优良的医德传统，它们与医德基本理论、原则、规范和范畴共同构成了医学伦理学的理论基础，指导着医疗实践活动。学习和掌握医学伦理学的基础理论，是深入学习医学伦理学的前提和基础，也有利于提升医务人员的道德品质和服务质量。

第1章 NO.1

医学伦理学的历史发展

医学从来就不是一门纯粹的自然科学，它蕴含着丰富的哲学思想和理念。我们要对医学伦理学有较全面的认识，就必须了解其发展历程。继承和发扬我国医德精华，学习和借鉴国外医学伦理学的先进成果，对推动我国社会主义医德建设及医学发展有重要的意义。

第1节　中国医学伦理学的历史发展

我国医德思想源远流长，与祖国悠久璀璨的历史、文化分不开。我国医学伦理学的发展史可以分为古代、近现代和社会主义时期三个阶段。

一、中国古代传统医德思想理念

【案例1-1】 据晋代医学家葛洪所著《神仙记》记载：三国时期，福建有一位叫董奉的名医，晚年隐居在江西庐山脚下，专门为穷人治病，不计报酬。患者痊愈后前来感谢，董奉不收任何谢礼，而是让患者在他家附近种植杏树，病轻的种一棵，病重的种五棵。多年后，杏树达到十多万棵，蔚然成林。杏子成熟时，董奉便在树下建一草仓储杏。需要杏子的人，可用谷子自行交换。然后将换得的谷子接济穷人。后世以"杏林春暖"称颂治病救人的医务人员。

讨论与思考："杏林春暖"这一故事蕴含了我国医德哪些优良的传统？

1. 中国传统医德的概况

五千年的悠久历史孕育了灿烂的中华文化，其中中医药就是我国传统文化中的一块瑰宝。在我国医药学发展史上，出现了一大批悬壶济世的名医，他们不仅发展了我国的医药学，而且形成了我国古代优良的医德传统。

（1）中国传统医德的萌芽时期

原始社会中晚期至奴隶社会早期，生产力水平极端低下，人们对疾病的认识非常有限。

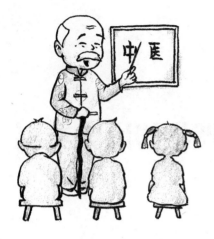

但这一时期，人们开始用自然的方式探究疾病问题，不断积累防病、治病的知识，经验医学由此产生。例如热敷、火罐、刮骨疗毒以及中草药的运用等医疗措施，就是我国先辈经验的积累。《淮南子·修务训》记载："神农尝百草，一日而遇七十毒。"《帝王世纪》里有"伏羲画八卦，所以六气、六腑……，水火升降，得以有象；百病之理，得以有类；乃尝百药而制九针，以拯夭亡焉。"从上述记载中可以看出，我国古代就倡导勇于探索和自我献身的医德精神，强调为患者利益着想。这是我国古代医德萌芽时期的主要特点。

（2）中国传统医德的形成时期

奴隶社会晚期至东汉时期，我国的思想文化出现了空前繁荣的景象，各种学术思潮不断涌现，尤其是儒家、道家、墨家等学派侧重对人性和自然进行探讨，为医学理论和医学道德注入了新的活力。这个时期不仅积累了许多优秀的医德传统，还创造了美好的医德形象：一是神化形象——华佗，他被人们塑造为医术精湛、医德高尚的神医；一是物化形象——"杏林春暖""橘井泉香"，这些脍炙人口的医德故事被后人传为佳话。医德框架体系基本形成。

第一，制定了一套考核医者业绩的办法。《周礼·天官》中记载了当时用"十全"的标准考核医者业绩的情况，它包含了医术和医德两个方面内容。《黄帝内经》是我国现存最早的医学典籍，对医者的职责做了进一步的阐述，认为医者应以治病救人为己任，应怀有神圣的使命感，应精研医术，要善待患者。

第二，提出了生命神圣论的观点。《黄帝内经》指出"天覆地载，万物悉备，莫贵于人"，强调人是宇宙万物之灵，人的生命是最宝贵的，医者要珍惜人的生命，并以此作为职业行为的出发点，把挽救患者生命作为医德的基本原则。

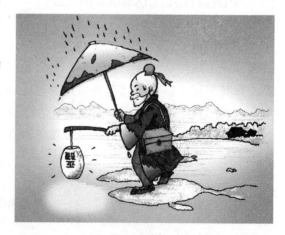

第三，确定了"医乃仁术"的行医宗旨。东汉名医张仲景在《伤寒杂病论》中指出"上以疗君亲之疾，下以救贫贱之厄，中以保身长全，以养其生。"他以救人活命为己任，以仁爱救人为准则，指导自己的医疗卫生实践活动。此后，"医乃仁术"的思想贯穿我国医德的始终。

（3）中国传统医德的发展时期

在我国古代社会，医者的地位比较低下，"方士"曾是他们的别名。

在儒家思想成为封建社会的主流意识形态之后，人们普遍认为，"学而优则仕"，医疗职业不受重视，但由于我国古代社会奉行"生命神圣"的道德观，而医者的根本宗旨是治病救人，因此，我国古代医学和医德仍然取得了一定的进展。

隋、唐时期是我国封建社会的繁荣时期，名医辈出，其中以孙思邈最为有名。孙思邈认为"人命至重,有贵千金,一方济之,德逾于此"。他的医学和医德理念集中体现在《备急千金要方》一书中,此书是首部系统论述医德思想的专著。该书首篇《大医精诚》系统阐述了医者对职业、患者及其家属、同行应该遵循的道德准则,是我国古代最经典的医德著作。

宋、元、明、清时期,医学道德思想在隋、唐时期的基础上得到了进一步发展和完善。"金元四大家"为我国医学发展开创了新的局面。宋代名医张杲收集历代医学中的一些典故和 16 位名医的传记,编著成《医说》一书,从医德修养与医德原则等方面补充了孙思邈的医德思想。明代著名外科医生陈实功在《外科正宗》一书中提出的"五戒十要",与《希波克拉底誓言》和《迈蒙尼提斯祷文》一道,于 1978 年被美国《生命伦理学百科全书》列为世界古代医德文献。清代医学家喻昌著有《医门法律》一书,对医德在诊治中的作用进行了科学论述,标志着我国传统医德理论体系得以确立,被后人称为"临床伦理学",在我国医学伦理学史上具有划时代的意义。

2. 中国传统医学道德的优良传统

我国古代医学博大精深,所积累的优良医德传统大致表现为以下几方面。

（1）尊重生命,仁爱救人

我国古代医学家赋予人的生命以最高的价值,强调尊重、爱惜人的生命。《黄帝内经》指出"天覆地载,万物悉备,莫贵于人"。三国时期的杨泉在《物理论·论医》篇指出"夫医者,非仁爱之不可托也,非聪明理达不可任也,非廉洁淳良不可信也。"唐代名医孙思邈认为"人命至重,有贵千金,一方济之,德逾于此。"宋代林逋认为"无恒德者,不可以作医,人命死生之系。"明代龚廷贤说,"医德者,古称仙道也。原为活人,今世之医,多不知此义。每于富者用心,贫者忽略,此非医者之恒情,殆非仁术也"。古代称医术为"仁术",意为一门"救人性命"、"活人性命"的技术,为此,医者必须尊重生命,仁爱救人,一心赴救。

（2）正直清廉,行为端庄

我国古代医德思想认为,医者在行医过程中必须具备正直清廉的品质,反对把医术作为谋取私利的工具,主张淡泊名利。东汉名医华佗不畏权贵,不贪图名利,宁愿做一名地位卑微的民间医者,一生致力于为穷人治病。唐代孙思邈指出"医人不得恃己所长,专心经略财物,但作救苦之心"。我国古代医德思想还要求医者必须品行端正、医风正派,妄言、贪色、虚浮的夸张会失去患者的尊重和信任,为医学界和百姓不齿。

医德典范:何澄拒色行医

北宋宣和年间有一位叫何澄的医生,他为一个久治不愈的患者治病,患者的妻子私下向何澄说:"我的丈夫病了很长时间,家中财物已典当及卖光了。我愿意以自身作为你治病的报酬,希望你不要嫌弃。"何澄严肃地拒绝了她,并说:"夫人怎么说这种话,请你放心,不要担忧,我会为你丈夫治病,但请你不要用这样的方式污辱我的人格,这也先污辱了你自己的人格。"患者的妻子羞愧地走开了。何澄为患者提供了免费治疗,患者最终痊愈。何澄这种正派的医风为后世所传颂。

（3）精研医术，勤恳不倦

医术是医者治病救人的基本工具，医者必须刻苦学习，精心钻研医术，否则就会误人性命。孙思邈指出："学者必须博极医源，精勤不倦，不得道听途说，而言医道已了，深自误哉！"明代医学家徐春甫在《古今医统》中说，"医本活人，学之不精，反为夭折"，"医学贵精，不精则害人匪细"，明确强调精湛医术的重要性。《本草纲目》被誉为"东方药物巨典"，是人类医药宝库中的珍贵遗产。为了写好这本书，明代李时珍参阅古书800多种，四处求访名医，虚心向药农、农民、渔夫、樵夫请教，收集中草药1892种、药方11 096个，绘制精美插图1160幅，该书充分体现了李时珍高度负责、勤勤恳恳、精益求精的精神。清代名医徐大椿医术高明，即使成名后，平日坐诊时，仍耐心询问患者疾苦，细致分析病因、征候，辨其异同，审其真伪，然后详细记录病案，审慎开出处方，从不因循守旧、敷衍了事。

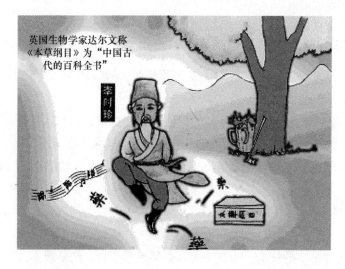

（4）尊重同道，自律修养

作为一个被历代医家所推崇的"精诚大医"，孙思邈十分重视道德的自律和修养。他少年时代因病而学医，以毕生精力致力于医药学研究。隋唐两朝皇帝曾多次召其做官，他拒而不受，终身为民除疾治病。他在《大医精诚》中论述了医生与同行之间的关系："夫为医之法，不得多语调笑，谈谑喧哗，道说是非，议论人物。炫耀声名，訾毁诸医，自矜己德。"陈实功在《医家五戒十要》中倡议："凡乡井同道之士，不可生轻侮傲慢之心，切要谦和谨慎，年尊者恭敬之，有学者师事之，骄傲者逊让之，不及者荐拔之。如此自无谤怨，信和为贵也。"陈实功的同行范凤翼在《外科正宗》序中写道："吾里若虚陈君，慷慨全然诺，仁爱不矜，不张言灾祸以伤人心，不虚高气岸以难人之请，不多言夸严以钩人贿，不厚求拜谢以殖己之私。"金元四大家中的养阴派首创人朱震亨（又名朱丹溪）曾为一患结核病的女子治病，病将愈，但其颊上有两个红点不消。朱丹溪实无他法可医，于是他亲笔写信让患者家属请江苏省的葛可久治疗，果然患者得以彻底痊愈。这些事例，感人至深，发人深省。

3. 中国古代传统医德的思想糟粕

我国传统文化主要由儒学、道学和佛学三部分组成。勤劳、节俭、仁爱、勇敢、爱国、自强不息、谦虚谨慎、知行合一等是我国传统文化的精华，但也存在着诸如男尊女卑、封建等级制度、封建宗法、封建迷信等糟粕。这些糟粕对我国古代医德也产生了一定的消极影响。

（1）受到封建伦理糟粕思想的影响

明代李梴在所著的《医学入门·习医规格》中强调："如诊妇女，须托其至亲先问症色与舌，及所饮食，然后随其所便，或症重而就床隔帐诊之，或症轻而就门隔帏诊之，亦必以薄纱罩手，贫家不便，医者自袖薄纱。"医者给女性患者诊治时，不能直接触及她们任何身体部位，而是通过询问其亲属、隔着帐帏等方式望、闻、问、切，治疗效果可想而知。儒家认为，"身体发肤，受之于父母，不可毁伤"，把尸体解剖视为不孝、不仁、不义的行为。这种封建伦理思想使我国解剖学长期不能成为一门独立学科，极大地阻碍了医学的发展和进步。

（2）受宗教中消极思想的影响

我国古代医者在进行医德教育和修养时，往往以佛教和道教的"因果报应"作为理论依据，倡导医者应多行善事，不能违背天道，否则"善有善报，恶有恶报"。陈实功在《医者五戒十要》中写道："人之受命于天，不可负天之命。凡欲进取，当知彼心顺否，体认天道顺逆，凡顺取，人缘相庆，逆取，子孙不吉。为人何不轻利远害，以防还报之业也。"佛教提倡众生平等，禁止一切杀生行为。孙思邈认为："虽曰贱畜贵人，至于爱命，人畜一也。损彼利己，物情同患，况于人乎！夫杀生救生，去生更远。"他在《千金要方》中不加分析地提出禁止杀生，忌见斩血，忌见产乳，同时收录了不少咒语。受宗教中消极思想的影响，我国传统医学的发展受到了一定的桎梏，有些理念与现代医学理念有一定的冲突。

二、中国近现代医学伦理学

1840年鸦片战争以后，随着西方列强的入侵，西方人士不断涌入中国，他们在中国开办了教会医院、诊所，西医传入中国，给中国几千年来的传统中医带来了巨大的冲击和挑战，当时甚至出现废除中医药的言论。鉴于当时"国道之争论，医病之纠纷，日充而不休"的现状，我国近代著名医学教育和医学伦理学先驱者——宋国宾著成《医业伦理学》一书。书中指出："医业伦理学，一言以蔽之，曰仁义而已矣。博爱之谓仁，行而宜之谓义。"该书系统地阐述了医生人格、医生与患者、医生与同行、医生与社会等关系，既体现了中华民族的医学文化传统，又使用了当时国际医学伦理学的理论形式，标志着我国传统医学道德学进入了现代医学伦理学阶段。

新民主主义革命时期，随着中国共产党领导的革命军队和革命根据地的创立与发展，人民卫生工作也从无到有、从小到大逐步发展起来。为了保证军队战斗力，保存根据地人民的有生力量，中国共产党在土地革命时期就创建了红色护士学校与红色医务学校，确定了"预防为主"的工作方针，保证苏区人民和红军战士身体强壮是当时苏区医学的根本任务。军队和根据地的医护人员在为广大军民防病治病，特别是在战场上抢救伤病员的实践中，逐渐形成了具有战争年代特色，闪耀着共产主义思想的医德，他们也被人们称为"红色医生"。这一时期的医德思想无疑是近现代中国医学伦理发展中最耀眼的医德表现形式，为我国社会主义医德的形成奠定了坚实的基础。"红色医生"医德思想主要体现在：

1. 钻研医术，努力提高医术水平

医疗技术是医务人员履行自己职责的前提和基础。当时红色医护学校的学员们，更是深知自己肩负的责任。他们以惊人的毅力，克服文化水平低和物质条件差的困难，不断提高自身的医术。上课的时候，没有桌凳，用石头代替。印讲义没纸，就用旧书的反面来印。长征途中，学员和教员，一边行军，一边通过前后传递纸条，提出问题，解答问题。他们不放弃任何学习的机会，有师必从。技术比较精湛的医护人员坚持技术民主、技术公开的原则，通过临床讨论会、死亡讨论会和卫生评比运动等方法提高大家的医术水平。他们在钻研医术的同时，还非常注重自己的政治学习，克服单纯的技术观点，坚持技术与革命同情心相结合。

2. 艰苦奋斗，忠诚为人民服务

敌强我弱是我国革命的显著特点，加之敌人的严密封锁，根据地医药资源十分稀缺，碘酒、红药水、阿司匹林等一些最普通、最常用的药品在红色医生眼中也成为难得的宝贝。然而为了革命，为了人民群众的健康，红色医生硬是凭着自力更生和艰苦奋斗的坚韧意志，忠实地履行着医务人员"爱人、行人道"的神圣使命。缝衣针代替缝合针，剃头刀代替手术刀，竹条代替镊子，这些都是常有的事。在艰苦的岁月，他们甚至还用树皮、树叶当绷带和纱布。即使是在这样的困难面前，红色医生依然毫不动摇地克服困难，坚持工作。

3. 舍己救人，一切为了伤病员

在战火纷飞的年代，红色医生与伤病员既是医患关系，也是情谊深厚的战友关系。"打仗的时候，卫生人员不惜牺牲自己的生命，从火线上抢救伤员。在转移的路途中，卫生人员不辞辛苦，护送伤员。"伟大的国际主义战士、世界著名外科专家白求恩和印度援华医疗队的柯棣华医生，在抗日前线不辞辛苦，救治了无数伤员，最后把生命献给了中国人民的解放事业。对普通群众甚至俘虏的伤病兵，红色医生也会发扬革命的同情心和人道主义全力救治。1941 年，毛泽东同志给中国医科大学的题词"救死扶伤，实行革命的人道主义"，正是对红色医生的崇高医德的高度概括。

4. 团结合作，发扬集体主义精神

协调好医患关系、医际关系是完成医疗工作的重要保证，尤其是在艰苦环境下更为重要。共同的理想信念使红色医生把亲如手足的同志关系贯穿于医患关系和医际关系之中。他们同吃同住，生死与共。医护人员全力救治患者，患者也尽力帮助医护人员。在抢救伤病员的时候，医护人员密切配合，发挥团队的作用。一个同志倒下去，另一个同志接上来，保证抢救治疗不间断，共同完成医疗任务。"二十多年来，这支队伍不断有新的成分参加，但不管是来自何方，出身何处，都能在一致的精神之下，打成一片。"这种集体主义精神使他们成为顽强的战斗集体，战胜了重重困难，创造了无数奇迹。解放战争时期，红色医生

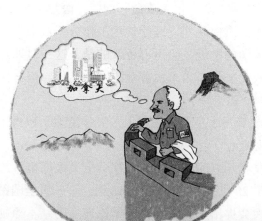

诺尔曼·白求恩（Norman Bethune），1890年3月3日出生于加拿大，1938年3月来到中国抗击日本法西斯的战场，1939年11月在河北牺牲。毛泽东在《纪念白求恩》一文中，高度赞扬了白求恩的共产主义、国际主义精神，"我们大家要学习他毫无自私自利之心的精神。从这优秀的一点出发，就可以变成大有利于人民的人。一个人能力有大小，但只要有这点精神，就是一个高尚的人，一个纯粹的人，一个有道德的人，一个脱离了低级趣味的人，一个有益于人民的人。"

创造了百分之七十以上的伤员治愈归队的奇迹。

三、社会主义医学伦理学

【案例 1-2】 某日，安徽省某医院专家梅教授为一位肿瘤患者做完治疗，小心翼翼地搀扶着他回病房，在病房过道里，迎面走来一位推着治疗车的护士。过道很狭窄，护士径直走过来没有丝毫避让的意思，梅教授只好扶着患者艰难地贴着墙壁走，让这位护士推车过去。事后，梅教授严肃地批评了该护士。

讨论与思考：专家梅教授为什么要批评那位护士？

中华人民共和国成立后，社会主义医德是我国医德发展史上的新阶段。它是在中国革命、建设和改革的过程中，在批判性地继承我国传统医德和国外医德的基础上逐步形成和发展起来的，它也将随着我国社会主义事业的发展而不断地丰富和完善，它主要经历了三个阶段：

第一阶段，1949—1966 年，从中华人民共和国成立到"文化大革命"前，是社会主义伦理思想形成和发展时期。中华人民共和国的诞生，特别是社会主义改造的完成，社会主义制度的确立，极大地激发了医务工作者的主人翁精神和为人民服务的热情，新民主主义革命时期的革命人道主义进一步升华，社会主义医学人道主义开始形成和发展。防病治病、全心全意为人民服务的思想理念和原则在医务工作者中得到普遍认可和广泛实行。这一时期，党和政府制定了一系列医疗卫生工作方针，明确规定医疗卫生工作必须为广大人民群众服务的方向。1952 年，制定了"面向工农兵，预防为主，团结中西医，与群众运动相结合"的方针。组织医务工作者普查治疗常见病、多发病、地方病。1966 年，明确提出了"以农村为重点，预防为主，中西医并重，为社会主义现代化建设服务"的新时期卫生工作方针。全国涌现了一大批农村基层医疗保健人员，普及宣传卫生保健知识，增强了广大人民群众的身体健康。

第二阶段，1966—1976年，"文化大革命"期间，医疗卫生工作受到严重冲击和影响，当时的医德观念混乱，颠倒黑白是非，医疗护理工作分工被取消，医患关系错位，严重影响和阻碍了我国医学伦理学的发展。但不可否认的是，这一时期还有许多医务工作者坚守医学道德原则，始终以救死扶伤、为人民群众服务为己任，恪守医德，忠于医业，是其他行业和领域学习的楷模。

第三阶段，1978年改革开放至今，社会主义医学伦理学取得了长足的进步，我国医疗卫生事业逐步进入法治化轨道。

随着我国社会主义改革开放的不断推进，社会主义医德也日趋完善。对社会主义医德进行比较系统的研究始于20世纪80年代。1981年，第一次全国医学伦理学学术讨论会在上海举行。经过研讨，大会提出了我国当代医学伦理学的基本原则，即社会主义医德基本原则，具体表述为"救死扶伤，防病治病，实行革命的人道主义，全心全意为人民服务"，20世纪80年代中期，修改为"防病治病，救死扶伤，实行社会主义人道主义，全心全意为人民身心健康服务"。20世纪80年代以来，作为人文医学的核心内容，医学伦理学课程在我国医学院校相继开设，并已经成为在校医学生的必修课，成为对广大医务人员进行职业道德教育的重要课程。随着社会主义各项事业的蓬勃发展，我国的医学伦理学正在与发达国家全面接轨，进入了生命伦理学新阶段。2017年，习近平总书记在中国共产党第十九次全国代表大会庄严宣告，我国进入中国特色社会主义新时代，实施健康中国战略。围绕着"保障人民健康"这一根本任务，我国将全面建立中国特色基本医疗卫生制度、医疗保障制度和优质高效的医疗卫生服务体系，健全现代医院管理制度，全面取消"以药养医"，坚持"预防为主"的原则，深入开展爱国卫生运动。这必将有力地推动我国社会主义医学伦理学的更好发展。

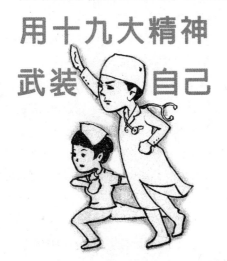

第2节　国外医学伦理学的历史发展

【案例1-3】　公元前430年，雅典发生了一场大瘟疫，患病的人接二连三地死去。没过几天，雅典城中便随处可见来不及掩埋的尸体。面对这种可怕的疾病，人们谈之色变，纷纷躲避。然而，希腊北部马其顿王国的一位医生，却冒着生命危险前往雅典救治。他一面调查疫情，一面探寻病因及治疗办法。不久，他发现全城只有一种人没有染上瘟疫，那就是每天和火打交道的铁匠。他由此设想，或许火可以防疫，于是在全城各处燃起火堆来扑灭瘟疫。这位医生就是被西方尊称为"医学之父"的古希腊名医、欧洲医学奠基者——希波克拉底。

讨论与思考：从该案例中可以看出国外古代医生有哪些优良品质？

各国人民在与疾病斗争、维护自身健康的过程中，形成了特色鲜明的医德思想，对医德的产生和发展产生了深远的影响。

一、国外古代医德思想

在国外古代医德思想中，具有代表性的主要有古希腊、古罗马、古阿拉伯、古印度的医德思想。

1. 古希腊医学道德

古希腊是欧洲医学的发源地。古希腊医德约在公元前6世纪至4世纪形成。古希腊名医希波克拉底被西方尊称为"医学之父"，他是西方传统医德的奠基人。以其名字命名的《希波克拉底誓言》是西方最早的医德经典文献，对欧洲各国乃至世界医学均产生了深远的影响。该誓言把"医生须为患者谋利益"作为医德活动的根本原则，其主要内容是：医生须为患者谋取利益，严禁对患者的一切毒害和妄为行为；医生对待患者须不分贵贱，一视同仁；医生在处理师徒关系时须信守准则：老师毫无保留地传授学生医学知识，学生不用付学费，学生将来要做的事就是薪火相传，今后面对自己的学生的时候，也免费无条件地将知识传授给学生。

2. 古罗马医学道德

古罗马时期的医德规范多见于法典或法令。医德倡导及践行的代表人物是古罗马医学家盖伦（约130—200年），他继承了希波克拉底的"体液学说"，发展了机体的解剖结构和器官生理概念，创立了生物学和医学知识体系。盖伦反对医生利用职业谋取私利，他认为"作为医生，不可能一方面赚钱，一方面从事伟大的艺术——医学"。盖伦的学说充斥着目的论和唯心论思想，被基督教神学所利用，自2世纪至16世纪一直被奉为信条，使欧洲中世纪医学停滞不前。

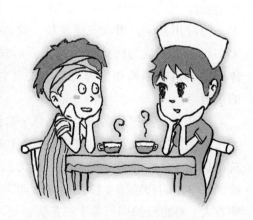

3. 古阿拉伯医学道德

公元6—13世纪，阿拉伯医学形成并发展起来。它继承并发扬了古希腊医学，成为世界医学的重要分支。犹太人迈蒙尼提斯（1135—1204年）是阿拉伯医学的代表人物，在医学、哲学、医德等方面造诣很深，他著有《迈蒙尼提斯祷文》，提出了很高的医德要求。如"永生之上帝既命予善顾世人之生命之康健，惟愿予爱护医道之心策予前进，无时或已，毋令贪欲、吝念、虚荣、名利侵扰予怀，盖此种种皆属真理与慈善之敌，足以使予受其诱惑而忘却为人类谋幸福之高尚目标。愿吾视患者如受难之同胞。"

4. 古印度医学道德

古印度是世界四大文明古国之一，它的医学起源可以追溯到公元前 2000 多年前的吠陀时代。其有文字记载的最早医学经典著作是《阿输吠陀》。公元前 5 世纪，印度"外科鼻祖"妙闻著有《妙闻集》；公元前 1 世纪，印度"内科鼻祖"阇罗迦著有《阇罗迦集》。他们对医学本质、医生职业和医德都做了详细精辟的论述。妙闻提出医生须具备"四德"，即正确的知识、广博的经验、聪明的知觉和对患者的同情。阇罗迦在妙闻的思想基础上，提出反对医学商品化的观点，指出"医生治病既不为己，也不为任何私利，纯为谋人幸福，故医业高于一切；凡以治病谋利者，犹如专注于沙砾，而忽略金子之人。"古印度医学先贤的思想体现了医学的人道主义精神。

二、国外近现代医学伦理学

1. 国外近代医德的形成

在 14—16 世纪欧洲"文艺复兴"运动中，新兴资产阶级以"人道主义"反对封建阶级以"神道"为核心的传统观念的斗争逐渐渗透到医学领域。人道主义为医学科学和医德摆脱中世纪的宗教统治和经院哲学的束缚发挥了重要作用，拓展了医学伦理学的发展空间。

1543 年，比利时解剖学家、人类解剖学奠基者维萨里出版了《人体的构造》一书，首次正确地描述了静脉和人类心脏的解剖结构，纠正了以往人们对人体构造的错误认识。17 世纪，英国医师哈维（1578—1657 年）用实验方法发现了血液循环。从此，医学作为一门应用科学，得以飞速发展，使古代经验医学发展到近代实验医学。除个体行医外，集中行医逐渐成为医疗活动的主要形式。医德由古代医生的个人修养发展为医疗组织集体遵循的道德原则和行为规范。人道主义也被正式引入医学，成为更广范围内医业行为的规范。

1791 年，英国著名医生托马斯·帕茨瓦尔（1740—1804 年）专门为曼彻斯特医院起草了《医院及医务人员行动守则》，并于 1803 年出版了世界上第一部《医学伦理学》著作，首次提出了医学伦理学的概念，成为医学界制订医德教育标准和医德守则的基础和依据。德国医学家胡弗兰德（1762—1836 年）在其代表作《医德十二箴》中，提出救死扶伤、治病救人、尊重爱护同行等十二条医德要求，在西方广为传播，被称为是《希波克拉底誓言》的发展。1823 年，美国纽约医学会订立了医生道德规范。1864 年，在日内瓦成立了万国红十字会，并于 1884 年订立了《万国红十字公约》。医学行业协会的成立，一系列医德规范的制定，使医学伦理学走上了理论化、系统化和规范化的发展轨道。

2. 国外现代医德的发展

第二次世界大战后，国外医德进入现代阶段。随着医学的社会化，医学对社会承担的道德责任日益加重和扩大。一系列的国际医德宣言、条例和法律文件相继颁布。1948年，世界医学会全体大会以《希波克拉底誓言》为基础，制定并发表了第一个《日内瓦宣言》，作为医务界人士的共同守则。1968年，世界医学会通过的《悉尼宣言》，规定了医生确定死亡的道德责任和器官移植的道德原则。1973年，国际护士协会重新修改《国际护士守则》，制定了护理工作的重要原则。1975年，世界医学会修改后的《赫尔辛基宣言》，提出了以人为实验对象的医德原则。1975年，世界医学会通过的《东京宣言》，提出了医师对囚犯的行为准则。1977年，第6届世界精神病学大会通过了《夏威夷宣言》，对精神病医生的道德原则做了明确规定。1997年11月，联合国教育、科学及文化组织第29届会议通过了《世界人类基因组与人权宣言》，首次规定了人类基因组研究的权利和必须承担的相应义务。这些现代医德文献的产生与执行，促使现代医德日益朝着更加社会化、系统化、规范化和法制化的方向发展。

知识链接：国际红十字会标志

红十字作为救护团体（即红十字会）识别标志，始于1863年10月。红十字会由瑞士银行家亨利·杜南（Henry Dunant）成立。红十字会将他的生日5月8日定为"世界红十字日"，红十字这一图腾标志，是由瑞士的国旗衍生而来的。

1876年，土耳其与俄罗斯两国交战时，土耳其政府认为，红十字标志冒犯了该国伊斯兰军队的信仰，因此，改采用红新月标志。不少伊斯兰国家公开表示支持土耳其。1929年召开的国际外交会议采取妥协的做法，红新月与红十字在国际上取得同等资格。2005年12月8日，在有192个成员国参加的国际会议上，为照顾对红十字和红新月长期怀有抵触情绪的以色列人，红水晶作为国际红十字运动的第三个标志被推广使用。

三、国外当代医学伦理学——生命伦理学

1. 生命伦理学产生的历史背景

生命伦理学（bioethics）产生于20世纪六七十年代。它的产生不是偶然的，而是在一定的科学和人文历史背景下诞生和发展起来的。生命伦理学的产生与第二次世界大战末期以及以后出现的三大事件密切相关。

（1）1945年日本广岛原子弹爆炸事件

1945年8月6日，美军在日本广岛投掷了第一颗原子弹，造成大量日本军人和平民伤亡。制造原子弹本来是许多科学家向美国政府提出的建议，其中包括爱因斯坦、奥本海默等人，他们的本意是想早日结束世界大战，以免旷日持久的战争给全世界人民带来无穷灾难，但是他们没有预料到原子弹的爆炸会造成那么大的杀伤力，而且引起的基因突变会世世代代遗传下去。数十万人的死亡，许多受害人的家庭成员携带着突变基因挣扎着活下去，使许多当年建议制造原子弹的科学家改变了态度，投入了反战和平运动。

（2）纽伦堡审判

1945年11月，国际军事法庭在德国纽伦堡审判第二次世界大战纳粹战犯。在接受审判的战犯中有一部分是科学家和医生，他们利用集中营的受害者，在根本没有取得受害者本人同意的情况下，对他们进行惨无人道的人体实验，例如在冬天将受害者衣服剥光，使其在露天冷冻，观察人体因冷冻引起的变化。更令人气愤的是，日本军国主义的731部队的实验人员，由于美国政府急需细菌战人体实验资料而被包庇下来，军国主义罪犯并没有被送上国际法庭。

（3）《寂静的春天》一书产生巨大的影响

"人们突然发现，在寂静的春天，人们看不到飞鸟在苍天飞翔，鱼儿在江川游弋。"1965年，美国生物学家蕾切尔·卡逊（Rachel Carson）的《寂静的春天》一书向人类敲响了环境恶化的警钟，世界范围的环境污染威胁人类在地球上的生存以及地球本身。当时揭露的主要是有机氯农药大量使用引起的严重后果，人们只考虑到有机氯农药急性毒性较低的优点，但忽略了它们的长期蓄积效应，结果使一些物种濒于灭绝，食物链中断，生态遭到破坏，人类也受到疾病的威胁。

上述事件使全社会，尤其是科学家开始关注科学成果的应用对社会、人类和生态的影响以及科学研究的性质。推动生命伦理学发展的因素很多，如生物医学工程兴起与发展，使人们有可能操纵基因、精子或卵子、受精卵、胚胎，甚至操纵人脑，以至控制人的发育、行为和情绪等，这引发人们对"新的科学技术是否会被滥用"质疑；全世界广泛流行、威胁人类生存的艾滋病对现有医疗卫生体系和整个社会提出了严重挑战；医疗费用大幅攀升和医疗卫生改革提出了卫生政策与法律的公正问题；不道德的人体实验丑闻被揭露和民权运动高涨引起人们对患者和人类受试者合法权益的高度关注；生命科学技术对人的生老病死的人工干预和安排，对传统价值观念提出了挑战，而我们的伦理文化的发展相对来说没有多大变化，以至于一些新技术的出现和应用，其合法性受到怀疑甚至遭到禁止。

2. 生命伦理学的含义

生命伦理学的概念最早是由美国生物学家和癌症研究者波特在《生命伦理学：通向未来的桥梁》一书中提出的。生命伦理学是一门把生物学知识和人类价值体系知识结合起来的科学，它在自然科学和人文科学中间搭起了一座桥梁，用生命科学来改善生命的质量，

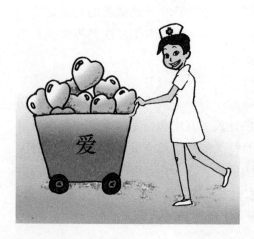

帮助人类更好地生存，维护并促进世界文明。随着生物医学技术的进一步发展，人们对生命科学和卫生保健领域中的伦理思考已突破了医疗领域的范围。生命伦理学的兴起，使人们不得不重新思考医学、生物学伦理中的新问题。一般认为，生命伦理学是对涉及人的生命健康和动物权益的行为实践的道德问题进行综合研究，以探讨生命科学有关问题的学科，如生物学、医学、遗传学、医疗照护等领域中所发生的各种道德问题，它是一门应用型的伦理学科。

3. 生命伦理学的基本原则

为了解决生命伦理学争端，比彻姆（Beauchamp）和查尔德瑞斯（Childress）在《生物医学伦理学原则》一书中提出的不伤害原则、尊重原则、有利原则和公正原则，已经成为国际上普遍接受的生命伦理学基本原则。不伤害原则指任何治疗或实验研究都要避免给患者或受试者带来伤害；尊重原则指治疗或研究应当尊重患者或受试者的人格和尊严，治疗方案或实验研究都应在患者或受试者知情并得到他们同意的基础上才能进行；有利原则指治疗或研究应该使有关的人受益，要为人类造福，增进人类健康，延长人类寿命，有利于人类；公正原则指在治疗和研究中要遵循社会的公平正义原则，无论性别、年龄、种族、富贵、贫贱，都一律平等对待。

思　考　题

1. 我国古代医德传统的主要内容是什么？
2. 简要概述社会主义医学伦理学的发展历程。
3. 生命伦理学的含义及基本原则是什么？

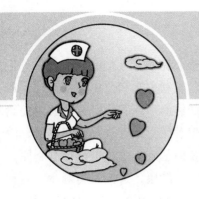

第2章 *NO.2*

医学伦理学的基本理论

任何一门学科都有其基本理论，医学伦理学也不例外。随着人类医学事业的不断发展，义务论和效果论已经成为医学伦理学的基本理论支柱，而这两个基本理论又派生出生命论、人道论、美德论、功利论和公益论。在人类社会发展的不同阶段，由于医学科学的发展水平不同，人们的健康需求不同，人们对这些理论解释和理解也不尽相同。因此，我们要做出符合医学伦理的医德行为，有必要深入学习和掌握医学伦理学的基本理论。

第1节 义 务 论

【案例2-1】 30多年前，一个只有几个月大的婴儿烧伤面积达98%，其中三度烧伤达94%，她被某医院烧伤科医生救活，在当时创造了医学上的一个奇迹。然而该女孩的家境贫寒，根本承担不了她基本的医疗维护费用，该女孩被抢救过来后，一直住在该医院烧伤科，以便进行后期治疗与护理，直到2009年她31岁去世为止。期间，医院为其付出的手术费、医药费、床位费达70多万元。

讨论与思考：30多年来医务人员一直义无反顾地救助这名严重烧伤的女孩，你认为支撑他们的伦理基础是什么？对于他们的做法，你怎么看？

义务论是关于义务的理论，可与责任、使命、任务等同，属于规范伦理学范畴。义务论强调医务人员对患者、其他服务对象和社会所应承担的责任，以及医务人员应当遵循的行为准则，其核心是保护患者的利益，从中可派生出人道论、美德论和生命论。

一、人道论

人道论，即人道主义论，有狭义与广义之分。狭义的人道论指文艺复兴时期新兴资产阶段反封建、反宗教神学的一种思想和文化活动；广义的人道论泛指以人为本，维护人的尊严、权利和自由，重视人的价值。医学人道主义属于广义的人道主义范畴。

1．医学人道主义的含义

医学人道主义指医务人员在与患者的人际关系中，以爱护、关心患者生命，尊重患者的人格与权利，维护患者的利益与幸福为宗旨的伦理原则。它主张尊重一切人的人格和权利，对待患者一视同仁，把医学作为全人类的事业，绝不利用医学知识和手段参与迫害、虐待人的行为，给予俘虏、囚犯以人道主义的待遇。医学人道主义是贯穿医学伦理学发展始终的一条主线和理论基石。

2．医学人道主义的历史发展

医学人道主义同人道主义一样经历了一个漫长的发展过程，主要有古代医学人道主义、近代医学人道主义和现代医学人道主义三个发展阶段。

（1）古代医学人道主义

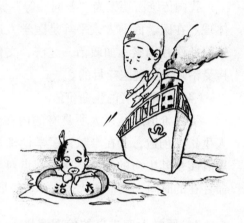

古代医学人道主义表现为医务人员对患者没有社会偏见的、直观的、纯朴的同情、关心和救助，是一种自发的情感。这是医学人道主义的萌芽。在我国，因受儒家"仁爱"思想的影响，历代医务人员把"仁爱救人""赤诚济世"作为医疗活动的准则。2000 多年前，古希腊医学的奠基人希波克拉底就庄严承诺：我愿尽余之能力及判断力所及，遵守为病家谋利益之信条。这些都是古代朴素医学人道主义的体现。古代朴素医学人道主义由于受当时自然、经济和小生产意识及宗教观念制约，思维层次相对较低，思想缺乏系统性。

（2）近代医学人道主义

近代医学人道主义指资本主义历史时期的医学人道主义思想，它是在反对封建主义医疗等级制度的斗争中形成的。其特点是反对不尊重人权的专制和残暴；主张人人都有医疗权利，医疗面前人人平等；主张相信医学科学，反对巫术神道。同时，科学及生产力的发展也为近代医学人道主义的实施提供了更多的条件。例如，为减轻手术时患者的疼痛感，在手术前对患者实施麻醉。

（3）现代医学人道主义

现代医学人道主义指 19 世纪末以来的医学人道主义，是医学人道主义理论发展的新阶段。其特点是强调把医学看成是全人类的事业，坚决反对利用医学残害人类的行为或把医学作为政治斗争的工具；医学人道、人权的思想内容更加全面具体。经过不断发展，现代医学人道主义的思想更加成熟、理性。

3．医学人道主义的核心内容

（1）尊重患者的生命

患者的生命是医疗卫生实践的重要客体，同时也是其至高价值存在的现实基础。实现医学人道主义，首要的一条就是要尊重患者的生命。《黄帝内经》中说："万物悉备，莫贵于人。"《千金要方》中明确提出："人命之重，有贵千金。"生命不可逆转，生命对于每个人来说只有一次。因此，医务人员更应珍惜患者生命，尽力救治患者。

（2）尊重患者的人格

在医疗卫生实践中，由于患者罹患疾病，其人格处于脆弱的状态。医务人员更应关心、同情、爱护、体贴患者，应具有"大慈恻隐之心"，设身处地为患者着想，用温馨的语言和热情的服务对待患者，维护他们的人格尊严。

（3）尊重患者平等医疗的权利

我国传统医德崇尚"普同一等""不分贵贱，一视同仁"等，这些都是平等医疗权利的体现。在医学面前人人平等是医学人道主义所追求的目标。在医疗卫生实践中，应当尽量排除非医疗因素（如政治、经济、文化、宗教）的干扰，让每个患者都能人道地、平等地接受治疗，实现医疗目的。

（4）尊重患者的生命价值

生命价值观是以人所具有的内在价值和外在价值来衡量其生命意义的一种伦理观点，人生贵在创造，贵在奉献，医学伦理学中的生命价值观主张医疗活动应该最大限度地帮助患者实现其生命的价值。这种观点对生命神圣观做了有益的补充，把对生命的关注，从生命存在的时间、数量和状态进一步扩展到了社会关系和社会意义层面。

4. 医学人道主义的伦理意义

（1）医学人道主义打破了宗教的束缚，促进了医学伦理学的发展

在与封建迷信、宗教神学的斗争中，人道主义更新了人们的道德观念，使医学面向自然、面向真正的人，为生命科学和医学伦理学的研究揭开了崭新的篇章。

（2）医学人道主义对保证医学为人类健康服务的宗旨，推动医学科学的发展也起到了积极的作用

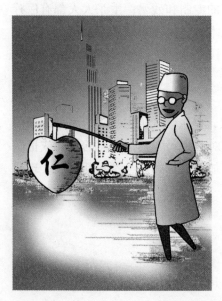

医学人道主义体现了医学的道德价值，代表了全人类的共同价值，驱动着医学为人类社会造福，也体现医患之间的平等关系和医疗事业的公益性质，规定了医疗行为的方向，医务人员也以人道主义的崇高形象，赢得了社会的尊重。

二、美德论

美德论的历史源远流长，主要解决我们应该成为什么样性质的人的问题。在医德中，美德论处于基础性地位。

1. 美德论的含义

美德论也称德行论或品德论，主要研究人所应具备

的品格、品德。换言之，美德论告诉人们，什么是道德上的完人，以及如何成为道德上的完人。医学美德指医务人员在长期的医疗卫生实践中不断修养、锻炼而逐渐形成的一种稳定的行为品质。

2. 医学美德的内容

在长期的医疗卫生实践中，人们逐渐形成了当今社会的优良医学美德观，它主要包括仁慈、诚挚、严谨、公正和节操等。

（1）仁慈

仁慈即仁爱慈善，医务人员要同情、尊重、爱护和关心患者。医务人员是仁慈的化身，仁慈是医务人员的人格特征。医务人员的仁慈心不仅是医德的保障，而且还会对患者的治疗效果产生积极的影响。

（2）诚挚

诚挚就是医务人员要诚心诚意地对待患者，"医者父母心"，要求医务人员无论面对什么样的患者都要以诚相待，真心实意，不存二心。

（3）严谨

古人讲得好，"医学贵精，不精则害人匪浅"（明·徐春甫《古今医统》）。今天，医学已经发展成为一门极其复杂、严密的科学，这就要求医务人员必须具备严谨的医学态度，这样才能在医治患者的过程中最大限度避免失误。

（4）公正

公正即公平、公道。公正要求医务人员对待服务对象一视同仁，不因年龄、性别、地位、贫富、美丑等而厚此薄彼，把患者的利益放在首先考虑的位置，合理分配相对短缺的卫生资源等。

（5）节操

节操是指医务人员扬善抑恶，坚定地遵循医德规范的品德。在医学史上，涌现出许多具有高尚节操的医德典范人物。如三国时期的名医华佗，不为权贵所屈服，一心为民除疾；宋代名医何澄，医不贪色等。今天，医务人员从事职业活动时，经常会面对各种利益矛盾，特别是受到利益诱惑或权势威胁的时候，更应具备坚定的节操品质。

3. 医学美德的培养

医务人员的医学美德是在长期的医疗实践中形成的，是基于他们对医学道德原则和规范的认识，经过培养和锻炼，在行为中表现出稳定性的行为习惯和倾向。通过医德理论的学习、美德情感的体验、医德意志的锻炼，医务人员才能逐渐形成良好的医德行为习惯。我国有"无恒德者不可从医"的古训，讲的就是良好的医德品质是做一名合格医生的必备条件。

三、生命论

医学的研究对象是人，这就决定了医学伦理学必须以生命论作为其重要的基础理论。生命论是讨论如何看待人的生命的本质和意义的理论。随着社会的进步和医学科学的发展，人们对生命有着不同的认识和看法，围绕如何认识生与死以及如何处理生与死，形成了生命神圣论、生命质量论及生命价值论的观点。

（1）生命神圣论

生命神圣论是主张人的生命至高无上、神圣不可侵犯的医学道德观。生命神圣论是人类社会发展到一定阶段，生产力发展到一定水平，人类自身生存发展的基本要求得到基本满足后人类自身价值实现的产物。生命神圣论强调了尊重和维护人的生命，促进患者健康是医务工作者的神圣职责，激励医务人员热爱和珍惜生命，努力钻研和掌握医学知识和技术，竭尽全力救死扶伤，延长人的生命。

（2）生命质量论

生命质量论是强调人的生命存在的质量状态，主张从人的生物学生命（即体能和智能）方面判断个体生命是否具备人的基本要素，做出生命质量高低、优劣的评价和判断的医学伦理观念。随着医学的发展和社会的进步，人们已经不能满足只维持生命和延长生命，而是更加重视生命的质量。这对医疗决策和卫生工作产生了直接影响，也使生命质量观成为医学伦理学理论的重要内容。

（3）生命价值论

生命价值论是主张以某一个体生命的存在对他人和社会价值大小为标准并作出相应取舍的伦理观念，是对人的生命存在的社会学意义的判断。生命伦理学将传统医学伦理学单纯强调维护生命的观点扩展到完整的伦理境界，使个体生命利益与群体及人类的生命利益联系起来，把动机和效果联系起来，把珍惜生命与尊重生命质量和价值联系起来，使医学伦理学体系更加科学化、完善化，生命价值论为化解当代医学伦理难题提供了理论基础。

医德典范：肝胆春秋——吴孟超

60多年前，他搭建了第一张手术台，到今天也没有离开。手中一把刀，游刃肝胆，依然精准；心中一团火，守着誓言，从未熄灭。他是不知疲倦的老马，要把患者一个一个驮过河。他就是世界上唯一一位90岁高龄仍然工作在手术台前的医务人员——吴孟超，他不仅是一位优秀的肝脏外科临床医务人员，更是崇高医德的践行者。他眼里看的是病，心里装的是人。他总是设身处地为患者着想，要求医务人员用最简单、最便宜、最有效的方法为患者治疗。作为医务人员，作为军人，他都是一座丰碑。

第2节　效　果　论

【案例2-2】　患者张某，女，27岁。怀孕26周，因车祸受伤被送入某医院急诊。虽经医生积极抢救，但患者不久发生脑死亡。因此，患者依靠医疗设备维持心跳和呼吸，并通过胃管和静脉输液将营养输入体内，然而胎心尚属正常。当医生向患者家属交代病情后，家属要求放弃对患者及腹中胎儿的抢救。

讨论与思考：此时，医务人员应如何决策？

效果论又称目的论，它以行为结果作为评判行为善恶的唯一依据。效果论认为，道德行为的目的就是要带来好的结果。凡是行为结果给行为人及其相关的人带来好处，或者利大于弊，就是道德的，否则就是不道德的。效果论又派生出功利论和公益论。

一、功利论

1. 功利论的含义

功利论又称功利主义，是与义务论相对立的学说，主张以人们行为的功利效果作为道德价值的基础或基本的评价标准。功利论强调行为的功利后果，并以此判断行为的善恶。功利主义以人性自私为出发点，但它并不意味着在道德生活中应为自身的利益去损害他人和集体的利益。

2. 功利论的形成

功利论是伴随着资本主义的发展而逐渐形成和完善起来的。其理论渊源可追溯到古希腊的快乐主义伦理学，认为快乐是幸福生活的开始和目的。17 世纪以后，以霍布斯为首的英国经验利己主义和以休谟、亚当·斯密为代表的"合理利己主义"是功利论的雏形。19 世纪，英国伦理学家边沁、密尔提出了"最大多数人的最大幸福"的道德原则，对功利论作了系统的、严格的论证。不同的流派在某些方面存在分歧和差异，但是这些理论的共同点都是以功利或者行为所产生的效果为尺度来衡量什么是善什么是恶，并以此来判断行为的道德合理性。

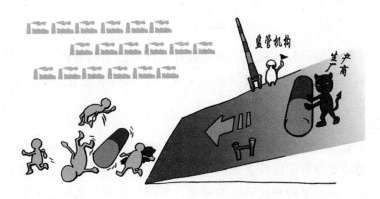

3. 功利论的内容及意义

功利论的核心是主张把与行为相关的感性快乐与痛苦作为伦理学思考的出发点。判断行为善恶主要依据行为所能带来的快乐与痛苦的数量比例，如果一个行为带来的快乐比痛苦多，那么这个行为就是善的；反之就是恶的。功利论的基本原则是增进大多数人的最大幸福。医学伦理学中的功利论能比较充分地发挥医学的整体作用，调动医务人员的积极性，以满足患者和社会大多数人健康利益为标准。其内容包括：

（1）满足患者的健康需要并将其置于首位

维护患者的健康是医务人员的首要职责，但同时医院及医务人员的正当利益要得到理解、肯定，其物质、精神需要应得到逐步满足。

（2）满足社会大多数人的健康需要

在卫生资源有限的情况下，如果个体患者与社会大多数人健康的需要发生矛盾，在尽量保障每个患者的基本卫生保健需要的前提下，只能按医学标准和社会价值标准来分配有限的卫生资源，并使没有获得卫生资源的患者的损失降低到最低限度。

功利论有利于将有限的卫生资源投入到最需要的患者身上而避免浪费，因而是有积极意义的。然而，在医疗卫生实践中，功利论也容易导致医务人员用功利的观点看待生命，忽视全心全意为人民健康服务的宗旨；功利论也容易导致在医院管理上偏重经济效益而忽视社会效益的后果。

二、公益论

1. 公益论的含义

公益即公众的利益。公益论强调行为的目的是为了社会利益，而不是为了个人或少数人的利益。从医学角度看，公益论是一种强调以社会公众利益为原则，社会公益与个人健康利益相统一的医学伦理理论，要求卫生资源合理分配，体现义务、价值与公益相统一的原则。在医疗活动领域，公益论成为处理当代医学伦理学难题的支撑点，也是生命伦理学的理论核心。

2. 公益论的内容

（1）兼容观

医疗卫生工作发展的目标就是在不断提高社会保健能力的基础上，保障和提高社会人群的健康素质，提高全社会的保健水平。这促使人们在有限的卫生资源分配上做到合理、公正。

（2）兼顾观

在社会利益、集体利益与个人利益的关系上，它们除具有同一性外，还存在多种矛盾与冲突，如患者的需要与有限医疗资源的矛盾；满足患者要求与产生不良社会后果的矛盾等。解决这些矛盾，必须坚持利益兼顾的原则，并以社会利益为重，不做任何因个人利益而牺牲或影响社会利益的抉择。

（3）社会效益观

医疗卫生服务效果的好坏是通过医疗服务的经济效益和社会效益体现出来的。公益论认为经济效益与社会效益是辩证统一的关系，强调在医疗服务中，坚持经济效益与社会效益并重、社会效益优先的原则。

（4）社会全局观

以公益观为基础的医学伦理学，把医学伦理关系扩展到整个人类社会，并提示人们不仅要关注人类的现在，而且要前瞻人类的未来。既注重卫生资源的合理分配与有效运用，又注意保护和优化人类赖以生存的自然环境，为人类未来的繁荣昌盛创造条件。

将公益论引入医学领域，有利于克服了义务论的某些不足和局限，符合多数人的利益要求，具有重要的社会意义。它使医务人员的责任视野扩大到人类社会与未来，增强了其社会责任感，既符合当代人的健康利益要求，又有利于人类生存环境的改善，为子孙后代服务。

医德典范：抗击 SARS 的第一功臣——钟南山

SARS 是 2003 年中国人抹不掉的共同记忆，平时很少流泪的人，那个时候也会泪流满面。平时很少动心的人，那个时候也会怦然心动。在那充满疑虑、充满期待的日子，有一个人让我们踏实、让我们感动，他就是抗击 SARS 的第一功臣——钟南山。面对突如其来的 SARS 疫情，他冷静、无畏，他以医生的妙手仁心挽救生命，以科学家实事求是的科学态度应对灾难。他以令人景仰的学术勇气、高尚的医德和深入的科学探索给予人们战胜疫情的力量。

思　考　题

1. 什么是美德论？医学美德的内容主要包含哪些？
2. 试阐述功利论的形成过程及其意义。

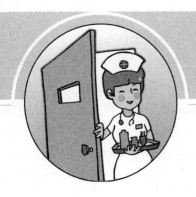

第3章 NO.3

医学伦理学的规范体系

在人类医疗卫生实践过程中，逐渐形成了医学道德的基本原则、规范和范畴，它们被泛称为医学伦理学的规范体系。在医学科学飞速发展，医学模式发生转变的今天，正确理解和践行医德的基本原则、规范与范畴，是提升医德品质、规范医德行为和协调医德人际关系的关键所在。

第1节　医学道德的基本原则

【案例3-1】 2017年8月31日，产妇马某因孕41周待产入院。在待产过程中，产妇马某难忍疼痛，多次提出想要剖宫产，据医院事后声明，产妇的要求被家属拒绝，该产妇后来情绪失控，从医院住院部坠楼身亡。

讨论与思考：在当今社会，医务人员是否需要秉承社会主义医学道德的基本原则？

一、医学道德基本原则的含义

医学伦理学基本原则是医务人员在医疗卫生实践活动中处理各种人际关系时应当遵循的根本原则。它贯穿于医德发展的始终，是医德规范体系的精髓，也是衡量医学工作者个人行为和道德品质的最高道德标准。它不仅成为当代中国医学伦理学理论建设的一个突破口，而且为社会主义医德规范体系建设奠基。

二、社会主义医学道德的基本原则

"防病、治病，救死扶伤，实行社会主义的人道主义，全心全意为人民的身心健康服务"是我国社会主义医学伦理学的基本原则，即社会主义医德原则。这一原则高度概括了社会主义医德的精神实质，体现了社会主义医德规范的具体要求，并得到公认。

1. 防病、治病

防病、治病是医学卫生事业的基本任务，体现了社会主义医德基本原则的职业特点和医学价值。防病、治病要求医务人员无论身处哪一个岗位，无论医疗卫生单位属于何种性质，都必须肩负起防病、治病的全部使命。这就要求医务人员克服狭隘的传统义务论，树立全新的医德义务观，正确认识和处理与患者、健康人群、生态环境等的关系，彻底实现医学目的。

2. 救死扶伤

救死扶伤是临床医学服务的首要道德职责，即所有医务人员都应把患者的生命和健康放在第一位，为患者谋利益。"救死扶伤是天职"这一思想是古今中外广大医务人员的共识。我国医学界从"医乃活人之术"出发，以"医之使之生"的含义来命名医务人员。一代又一代的医务人员用实践证实和丰富了"仁爱救人"的优良传统。西医之父希波克拉底以"为病家谋利益"和"不伤害"为准则，阐述了同一个伟大思想。

3. 实行社会主义的人道主义

医学人道主义作为一种传统的医德观念，贯穿于医学伦理学发展的始终。社会主义医学人道主义是建立在集体主义原则基础上的，是"我为人人，人人为我"的互助互爱精神的体现，它集古今中外医学人道精神之大成，是对革命人道主义传统的继承和超越，是更新、更高水准的医学人道主义。它要求医务人员敬畏和珍爱人的生命，理解和维护人的尊严，尊重和保护患者的权利，同情和关爱患者的身心健康。

4. 全心全意为人民的身心健康服务

全心全意为人民的身心健康服务是医德基本原则中的最高要求，这是由我国社会主义制度和卫生事业的社会主义性质所决定的，也是医德行为的根本目的和方向。为人民健康服务的内容应当是全方位的，既要认真看病，更要真诚关心患者；既要给予医学方面的救助，更要给予心理学、社会学方面的照顾，从而满足人民群众不断增长的健康需求，使他们在医务人员的帮助下，尽可能好地恢复、保持和改善生理、心理、社会、道德诸方面的适应能力和状态。在我国社会主义初级阶段，医疗战线涌现了一大批像张孝骞、林巧稚等全心全意为人民服务的楷模。他们克己奉公，以人民利益为重，不惜牺牲个人利益甚至献出宝贵的生命。但不可否认，对许多医务人员而言，医学工作还只是谋生的手段，实

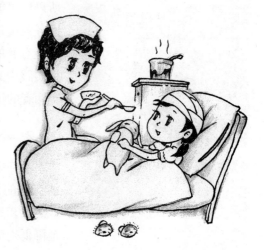

际工作中甚至还存在患得患失、以医谋私等现象。把全心全意为人民的身心健康服务作为医务工作的崇高境界，作为医务人员努力追求的道德目标，还需要大力倡导和鼓励。

医学伦理学基本原则是调整医疗人际关系的最基本出发点，它贯穿于医学实践的全过程。我国医学伦理学基本原则把防病与治病相结合，兼顾维护人民的身体和心理健康，既有全心全意为人民服务的崇高要求，也顾及防病治病、救死扶伤的基本标准，既为医务人员实践提供了切实可行的行为要求，又指明了不断提高医德修养的方向。

三、医学道德的具体原则

当代医学的快速发展及卫生保健制度的变革，使得临床医学领域发生了许多变化。这就要求临床医学行为必须遵循某种伦理原则或行为标准。这些原则包括有利原则、不伤害原则、尊重原则和公正原则。

1. 有利原则

有利原则也称行善原则，即把有利于患者健康放在第一位，并切实为患者谋利益的伦理原则。有利既包括医务人员的主观动机，也包括客观结果；既有利于患者身体、心理的健康利益，也包括有利于患者的经济利益等。在医疗活动中，有利原则也不是绝对的，会遇到有利原则与不伤害原则、公正原则冲突的情况，这就需要医务人员权衡利害大小，权衡对他人和社会的利益，坚持公益原则，把对患者有利与对社会有利相统一。当医务人员的行为与患者利害共存时，有利原则要求医务人员的行为能给患者带来最大的益处和最小的伤害。

在实践中，有利原则最大的问题就是如何确定患者的利益标准。当患者的主观利益和客观利益达成一致时，容易实现有利原则。但很多时候患者的主观利益和客观利益存在较大的冲突，例如一个青年舞蹈艺术家患有腿部疾病，需要尽快做截肢手术挽救生命。患者可能会认为，有生之年能跳出自己的成名之作是自己生命的最大意义，为此可以付出生命的代价，所以他可能会选择保守疗法，这就体现了他的主观利益。而医务人员从患者病情出发，认为截肢手术能挽救生命，对他是最有利的选择，这就是所谓的客观利益。因此，在医疗卫生实践中必须处理好主观利益和客观利益的矛盾，尽可能达到两者的统一。

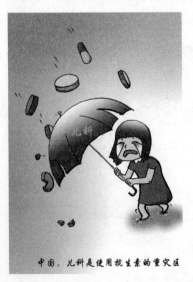
中国，儿科是使用抗生素的重灾区

2. 不伤害原则

不伤害原则指在临床诊治过程中，不使患者受到不应有的伤害的伦理准则，是一系列具体准则中的底线准则。因此，要求医务人员在实践中应努力避免主观过失，最大限度地降低对患者的伤害。在医疗卫生实践中，不伤害指不给对方以及第三方造成身体或者精神上的伤害，不伤害原则贯穿所有环节，不仅包括治疗过程，还包括疾病的预防、诊断、康复以及医务人员和患者的任何交往过程。在现代医学模式下，医务人员更应该把患者、受试者当作现实生活中具体的人，不能仅仅把他们看作一个生物有机体，应充分考虑他们的社会人际交往关系，考虑他们的复杂心理状态，全面地关心他们，避免任何形式的不应有的伤害。

然而，不伤害原则并不是一个绝对原则，它具有相对性。在临床医学中，有许多疾病的诊断和治疗不可避免地要给患者造成一定程度的伤害。比如一些侵入性检查，如胃部造影、动脉血管造影等会引起患者的不适甚至疼痛；一些必要的医疗措施，如放射性或化学治疗、外科手术等都会给患者的身体以及心理造成不少损伤。采用这些检查和治疗措施的目的是为了更好地诊断或者治疗疾病，其意义和价值远远超过所造成的损伤。因此，不伤害原则的真正伦理意义并不在于消除任何医疗伤害，而在于强调培养为患者高度负责，保护患者健康和生命的医学伦理理念和作风，正确看待医疗伤害现象，使患者免受不应有的医疗伤害。

3. 尊重原则

尊重原则有狭义和广义之分。狭义的尊重原则指在医患交往中要彼此尊重对方的人格和尊严；广义的尊重原则强调医务人员要尊重患者的人格权和自主权。尊重原则是由医务工作的职业特点决定的，也是医学人道主义的必然要求。

人格权是一个人生下来即可享有并受到法律、道德肯定和保护的权利。在我国，依据现行法律和伦理传统，每一位公民都享有生命权、健康权、身体权、姓名权、肖像权、名誉权、荣誉权、人格尊严权、人身自由权、隐私权等人格权，因此，医务人员必须尊重患者的这些权利。尊重患者自主权是尊重患者人格权的延伸，指尊重患者在理性状态下对诊疗措施独立做出的决定，包括尊重患者及其家属的自主性，从自主选择医务人员到对诊断、治疗的知情同意，及要求医务人员保守患者的隐私等，因此患者自主权利不是单凭患者的意愿就能实现的，需要医疗单位以及医务人员的充分认知和有效工作提供保证。首先，医务人员要尊重患者的知情权，提供患者能够理解的、正确并且足够做出理性决定的医疗信息；其次，确定患者具备自主能力，年龄、身体、智力或精神状况正常；再次，还要明确患者是在理性状态下，不受外界环境压力或胁迫，与他人及社会利益不冲突，患者的自主决定方能有效。

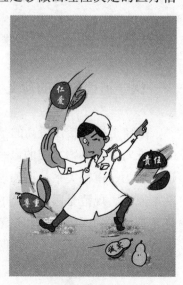

医务人员尊重患者的自主权绝不意味着放弃自己的责任，必须处理好患者自主权与医务人员之间的关系，正确使用医疗干涉权：当患者处于昏迷，又急需采取抢救措施，来不及征得家属知情同意；"无主"患者的紧急抢救；当患者自主的决定明显不利于患者的健康和利益；当患者自主的决定对他人、社会利益有危害时，医务人员有权实施干预，采取必要的医疗措施或进行必要的劝导、纠正。坚决反对打着尊重患者意见的旗号推卸医务人员的责任，同时也要防止干涉权的

滥用，切实保障尊重原则的有效实施。

4. 公正原则

公正即公平、正义、不偏不倚。公正原则指在医疗卫生实践中对有同样医疗需要的人给予同样的待遇。公正原则主要体现在两个方面：一是人际交往公正；二是资源分配公正。人际交往公正要求医务人员公正地对待每一位患者，一视同仁，平等相待，不因性别、种族、民族、国籍、宗教、信仰等不同而有所区别。资源分配公正要求以公平优先、兼顾效率的基本原则，优化配置和合理利用医疗卫生资源。我国是一个发展中的人口大国，在医疗卫生资源的宏观分配中要努力做到统筹兼顾、优化配置，在确保人人享有基本医疗服务的基础上，满足人们多层次医疗保健需求；在微观卫生资源分配，尤其是稀有卫生资源的分配方面，公正原则要求医方依次按照医学标准→社会价值标准→家庭角色标准→科研价值标准→余年寿命标准顺序综合权衡，在比较中进行优化筛选，以确定稀缺医疗卫生资源优先享用者资格。

但是在现实生活中，由于存在有差别的公正原则和无差别的公正原则的分歧，很难达成一致，无论是宏观卫生资源分配还是微观卫生资源分配都难以让所有人满意。这就需要政府、社会做出更多努力，尽可能地保证每个人都有平等享用卫生资源的机会。

第 2 节　医学道德的基本范畴

【案例 3-2】　一位 5 岁女孩不幸患上尿毒症，只有肾移植才能挽救她的生命。她的父母商量后，同意家人进行活体移植。经检查：其母组织类型不符合，其弟年纪太小也不适宜，其父组织类型符合且处于壮年时期。其父经一番思考后决定不做供者，并请求医生告诉他的家人他不适合做供者，因他怕家人指责他对子女没有感情，从而影响家庭团结，医生虽不大愿意还是按照他的意图做了。

讨论与思考：医生"说谎"道德吗？其父的做法对吗？请从伦理学角度进行分析。

一、医学道德范畴的含义

范畴是指概括性最高的基本概念。它是一个学科领域具有特定内涵的专门用语，是人的思维对客观事物本质的最一般概括和总结。医学道德范畴是在医疗道德实践中，对医疗道德行为、道德关系、道德现象的本质概括和反映，是医学伦理学领域的基本概念。医德基本原则、规范是医德范畴的基础；医德范畴是医德基本原则、规范的补充。医德范畴可将客观外在的医德原则和规范要求转化为医务人员的医德愿望，从而使他们产生强烈的道德责任感以及自我评价、自我约束的能力，促使他们自觉地调整自己的行为。

二、医学道德范畴的基本内容

医学道德范畴的基本内容主要包括医德权利与义务、医德情感与良心、医德审慎与保密等。

1. 医德权利与义务

（1）医德权利

权利是指公民依法行使的权利和享受的利益。医学伦理学范畴的权利是指医患双方在医学道德允许的范围内可以行使的权利和应享受的利益，包括患者的权利和医务人员的权利两个方面。

第一，患者的权利，指患者在患病期间应该享有的权利和必须保障的利益。患者的权利所涉及的内容也是医务人员的义务之所在，是医疗工作的核心。患者权利问题源自 1793 年法国的患者权利运动，此后在一些西方国家得到重视，并逐步发展。20 世纪以来，患者权利意识加强，内容不断扩大并有了充分的保障。目前，我国患者权利包括基本医疗权、疾病的认知权、知情同意权和知情选择权、维护隐私权、获得休息权和要求赔偿权等。

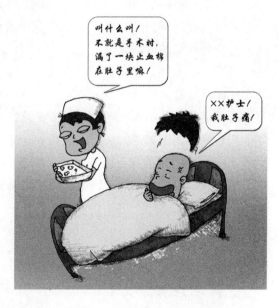

第二，医务人员的权利，指医务人员在诊疗服务过程中应享有的权利和应获得的利益。从职业角度讲，医务人员的权利是患者赋予的，是为了更好地完成本职工作所需要的权利，包括疾病诊治权、特殊干涉权、宣告死亡权、隔离患者权、继续教育权、参与建议权等。

总之，患者的权利受到尊重和维护，有利于患者义务的履行，可促进患者配合诊疗，提高治疗效果，有利于医患关系的和谐。医务人员权利得到尊重和维护，可以提高医务人员的声誉和社会地位，调动医务人员履行义务的积极性和主动性，促使医务人员更加热爱医学事业，从而为医学事业做出更大贡献。

（2）医德义务

义务指责任，是一个人应该对他人、集体和社会承担的责任和使命。义务具有不以获取某种相应的权利或报偿为前提的特点。在医疗卫生实践中，医德义务包括医务人员的义务和患者的义务。

第一，医务人员的义务，指医务人员在医疗服务工作中对患者、对他人及对社会应承担的职业道德责任。医务人员的义务是患者权利得以实现的前提和保障。主要有诊疗疾病、解除痛苦、维护健康义务，解释、说明义务，医疗保密义务，宣传卫生知识的义务等。医务人员的义务得到充分的保障可以促使医务人员提升道德境界，把患者利益、社会需要等转化为自己内心的信念，从而增强医务人员的职业责任感，有利于医患关系的和谐。

第二，患者的义务，指人在患病期间要履行对自己、他人及社会的责任，包括保持和恢复健康的义务，配合诊治，如实提供病情和有关信息，交纳诊疗费和遵守医院各项规章制度的义务，支持医学生学习和医学科学发展的义务，遵守法律上有关规定的义务等。患者的义务规范是为了更好地保障患者健康利益的实现，维护医疗秩序，促进医学发展。

2. 医德情感与良心

（1）医德情感

情感是人们内心世界的自然流露，是人们对客观事物和周围人群喜怒哀乐反应的外在表现。医德情感指医务人员在医疗活动中对自己和他人行为之间关系的内心体验和自然流露。医务人员的道德情感是与义务紧密联系在一起的，是建立在对患者健康高度负责的基础之上的，它包括同情感、责任感和事业感。

第一，同情感，是医务人员发自内心的情感。一个正直的医务人员面对受疾病折磨且盼望救治的患者会产生同情患者并愿为其解除病痛的情感，这是一个医务人员最起码的道德情感。

第二，责任感，是在医疗活动中起主导作用的医德情感，它已经上升到职业责任的高度，是一种自觉的道德意识。

第三，事业感，是责任感的升华，是更高层次的医德情感，即把事业看得比个人利益甚至生命还重要。

医德情感是医学人文精神的重要支撑，只有让医务人员的医德情感发挥其应有的作用，才能真正唤回逐渐失落的医学人文精神，才能为医学发展创造良好的人文环境。具体而言，医务人员医德情感的充分发挥，既有利于失落的医学人文关怀的回归和生物—心理—社会医学模式的践履，又有利于医患之间的情感交流和医德医风建设。

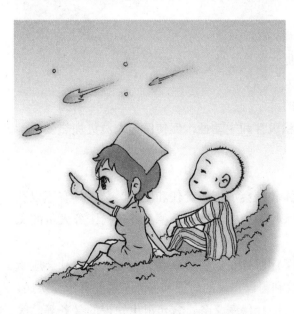

（2）医德良心

良心是人们在履行义务的过程中形成的，对自身行为是否符合社会道德准则的自我意识和评价能力。医务人员的良心是医德情感的深化，是在医疗活动中存在于医务人员意识中发自内心深处的对患者和社会的强烈的道德责任感和自我评价能力。

良心具有能动作用。医德良心是医务人员对自己所担负的道德责任的自觉意识。其作用主要表现为医务人员对于履行了医德义务并产生了良好效果和影响的行为产生自豪感，感到满意和欣慰；反之，则会产生内疚、羞愧、自我谴责和悔恨。医德良心是医务人员忠诚于医学事业，无论是否存在监督，都能以高度负责的精神，满腔热忱地为患者服务；还可以促使医务人员在任何情况下都能坚守医德原则和规范的要求，自觉抵制不正之风。

3. 医德审慎与保密

（1）审慎

审慎就是周密谨慎，即人们在行动之前的周密思考与行动过程中的小心谨慎。医务人员的审慎指医务人员在为患者治病过程中详细周密的思考与小心谨慎的服务，目的在于保证患者的身心健康和生命安全。审慎作为一个人的道德品质，虽然与个人性格有关，但主要是由后天的教育和个人修养形成的。

医德审慎指医务人员在医疗活动的各个环节要慎言、慎行，自觉地按操作规程进行，做到认真负责，小心谨慎，兢兢业业，一丝不苟，不断地提高自己的业务能力和技术水平，做到精益求精。医德审慎在医疗过程中具有重要的作用，有利于防止医疗差错或事故的发生，提高医疗服务质量，有利于医务人员知识的更新和技术水平的提高，有利于良好职业道德的培养。

（2）保密

医德保密指医务人员在为患者诊治疾病过程中要保守医疗秘密。它既是对医务人员的道德要求，也是医疗卫生事业的历史传统。古希腊名医希波克拉底在誓言中指出："凡我所见所闻，无论有无业务关系，我认为应守秘密者，我愿保守秘密。"世界医学会1968年修订的《日内瓦宣言》中规定："我要保守一切患者告诉我的秘密，即使患者死后也这样。作为一个医务人员绝不辜负患者对自己的信任。"

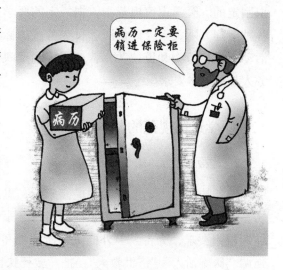

医德保密在医疗卫生实践中有特别重要的作用。首先，医德保密体现了对患者权利、人格和尊严的尊重；其次，医德保密是维系良好医患关系的重要保证；最后，医德保密也是一项必要的保护性防治措施，对一些特定患者（如心理承受能力差、一些特别病种的患者等）尤为重要，可以防止意外和不良后果的发生。

医德保密主要包括两个方面：一是为患者保密；二是对患者保密。为患者保密：医务人员为患者保守个人的隐私或家庭的秘密，包括特殊的体征、身体的畸形、患病的病史、隐情及患者不愿让人知道的病情等。医务人员必须履行保密的义务，不得擅自向外泄露，这是医务人员的职业道德要求，但是为患者保密不得损害他人和社会的利益。对患者保密：要求医务人员对患者隐瞒病情或与疾病相关的信息，主要是患有不良预后的疾病，如实告知明显对患者不利；或受患者家属委托不愿让患者知道的病情。这是出于保护性医疗的道德要求，在实践中医务人员要具体情况具体分析。有时也会出现打破医德保密原则的情况，比如患者可能伤害他人或自己时，医务人员不能盲目遵守这一原则。

第3节　医学道德的基本规范

【案例 3-3】 患者周某，因患食管癌在某医院住院手术，术中因患者血压低，需用多巴胺升压，当输入 30ml 多巴胺时，患者血压回升，2 小时后血压平稳（140/80mmHg）。医生想减少多巴胺浓度，护士发现多巴胺是从硬膜外麻醉置管输入的，此时已输入多巴胺 80ml（64mg）。该护士原想把此事隐瞒下去，但反复思考后还是将其失职报告给医生和护士长，同时做了自我检讨。

讨论与思考： 是什么原因促使该护士告知实情并做自我检讨？请从伦理学角度分析该护士的行为。

一、医学道德规范的含义

规范就是一种标准或准则，这种标准或准则既可以是人们约定俗成的，也可以是有意识制定的。医学道德规范指依据一定的医学道德理论和原则制定的，用于调整医疗工作中各种医疗人际关系，评价医学行为善恶的标准或准则。医德规范实质上是医务人员在医疗活动中道德行为和道德关系普遍规律的反映，是医德原则的具体体现和补充，是社会对医务人员的基本要求。

二、医学道德规范的基本内容

1. 救死扶伤，忠于职守

救死扶伤是医学工作者的最高宗旨，忠于职守是医学工作者应有的敬业精神。救死扶伤、忠于职守是医学工作者正确对待医学事业的基本准则，是医疗卫生事业和人民健康利益的根本要求，为古今中外的医师所重视和反复阐释。在我国医学道德传统中，人们一直强调"医本活人""济世救人"，把"救死扶伤"视为医学道德的精髓。

2. 钻研医术，精益求精

钻研医术，精益求精，是医务工作者在学风方面必须遵循的伦理准则。医学发展日新月异，人民群众的健康需求不断提高，医学模式正在由生物医学模式向生物—心理—社会医学模式转变，这要求医务工作者具备全面、高超的业务素质，要求医务工作者发扬求实精神、进取精神、创新精神，学好业务本领，精通业务工作。

3. 一视同仁，平等待患

一视同仁，平等对待患者，这是自古以来提倡的传统医德，如古代医学家提出的对待患者要"普同一等"，医治疾病要"不问贵贱"等，都是平等对待患者的意思。当今，医德规范提倡"一视同仁，平等待患"主要指医务人员对待任何服务对象，不论男女老幼、职位高低、权力大小、美丑愚智、关系亲疏、衣着好坏、病情轻重，都要平等相待。在用药、防护、护理等方面，都要按科学的原则办事。坚决反对厚此薄彼、亲疏不一、媚权重利、轻民薄义的不良作风和行为。

4. 语言文明，礼貌待人

语言文明，礼貌待人，是社会主义精神文明建设的重要内容，也是一个人的理想、情操、志趣、心灵美的外在表现。实践证明，语言文明、礼貌待人有助于减少医患之间不必要的矛盾，使患者有温馨感和安全感。这对于帮助患者形成良好的心理状态，主动配合治疗，增进治疗效果，促进患者的康复有着积极的作用。反之，如果医务人员语言粗鲁，举止不端，不仅会使医患之间缺乏应有的信任，而且还会给患者的心理带来不良刺激，妨碍治疗，影响治疗效果。这一规范要求医务人员举止要端庄，语言要文明，态度要和蔼；面对患者伤痛、伤残或死亡时，医务人员要保持严肃和同情心，不能嬉笑打闹；在病房里，要做到"三轻"，即说话轻、走路轻、动作轻，力戒大声喧哗。

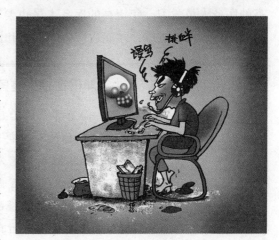

5. 廉洁行医，遵纪守法

廉洁行医，遵纪守法，是古今中外优秀医务人员十分重视的医学道德格言。清代名医费伯雄指出："欲救人而学医则可，欲谋利而学医则不可，我若有疾，望医之相救者何如？我之父母妻子有疾，望医之相救者何如？易地以观，则利心自淡矣！"在改革开放、发展社会主义市场经济的今天，尤其是在新旧体制交替、利益格局调整和思想观念变化的情况下，医务人员更应该廉洁行医，遵纪守法。我国《医务人员医德规范》第4条明确规定：医务人员必须廉洁奉公，自觉遵纪守法，不以医谋私。

6. 诚实守信，保守秘密

保密守信原则指医务人员在诊疗过程中不得利用职业之便向他人泄露可能造成医疗不良后果的有关患者疾病的隐私。《医务人员医德规范及实施办法》规定："医务人员应为患者保守医密，实行保护性医疗，不泄露患者隐私与秘密。"根据保密的对象不同，保守医疗秘密的内容主要涵盖三个方面：一是对患者保密，指对有可能严重影响医疗活动正常进行，会给患者身心健康带来损害的有关内容，要对患者保密；二是为患者保密，指医务人员在诊断和治疗过程中获知的患者的个人隐私，应代为保密，不能随意向外泄露；三是为医院或同事保密，指在临床工作中，一般不应当告诉患者医务人员在医疗过程中的失误及医疗差错等情况。

7. 互学互尊，团结协作

互学互尊，团结协作是正确处理同行关系的重要道德原则和行为规范，也是良好医疗质量的有效保障。现代医学分科越来越细，一个患者或者一种疾病往往需要多个医务人员甚至多科室的医务人员共同诊断和治疗。因此，医务人员应该互相配合，取长补短，互相关心，互相理解，虚心学习他人的优点，尊重他人的人格和尊严，尊重他人的劳动和荣誉。团结协作是医学事业的客观要求，医务人员必须精诚团结、通力合作才能顺利完成工作任务。同一专业医务人员、不同专业的医务人员都要互学互尊；年资低的医务人员要向年资高的医务人员学习，年资高的医务人员也要不断学习新知识，掌握新技术。只有互学互尊、团结协作、不断进取，才能适应医学模式和医疗服务模式转变的需要。

知识链接：美国《患者权利法案》

一、你有权利接受妥善而有尊严的治疗。

二、你有权利要求自己或你的亲友得到（以你所能理解的方式）有关自己的诊断、治疗方式及预后的情况。你也有权利知道为你医疗的人员的姓名。

三、你有权利在任何医疗开始前，了解并决定是否签写同意书，除了紧急处理情况外，一般同意书的内容应包括以浅显易懂的文字介绍医疗程序的本质、预期的危险性及益处、不同意的后果、有无你自愿同意的其他可选择的医疗方式。

四、你有权利拒绝治疗。

五、你有权利保守你的隐私。

六、你有权利要求医院和医护人员为你们的交流沟通信息记录保密。

七、你有权利要求医院在能力范围内对你所要求的服务做出合理的响应。而医院在紧急情况下，必须提供评估、服务和转诊。在情况允许下，在转诊之前，你有权利得到你全部的病历资料及解释。

八、你有权利获知医院之间的关系及给你治疗的医务人员的专业资料。

九、你有权利知道自己是否被进行人体实验或临床研究，且有权利拒绝。

十、你有权利要求合理的持续照顾。

十一、你有权利知道你的账单和检查内容，并可要求院方做出解释。

十二、你有权利知道医院的规则以及患者的行为规范。对于患者应有的权利，你可以主动争取而不至于被忽略。

思　考　题

患者李某，女，32岁，因胃穿孔合并大出血，由其丈夫陪同到某医院就诊，医生诊断后决定给患者输血。但李某突然提出她是耶和华见证派的虔诚信徒，坚信如果输了别人的血是一种罪恶，终生乃至死时都不得安宁，坚决反对输血。尽管医生和护士再三说明不输血的严重后果，但李某仍不同意输血。此时，李某面色苍白，呼吸急促，血压很低。其丈夫表示听从医生的决定，而李某仍用微弱的声音回答："我宁愿死也不要输血，请医生不要违背我的信仰……"

请问：

1．医生应该如何决策？

2．医务人员的权利和义务应该如何统一？

3．医德良心的含义及其对医务人员行为的作用是什么？

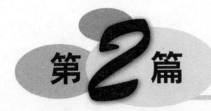

第 **2** 篇

医疗人际关系伦理

　　医疗实践活动中存在着各种错综复杂的人际关系，包括医患关系、医际关系和医社关系三种基本的人际关系。医疗人际关系是医学伦理学研究的基本问题，医疗人际关系伦理由此也成为医学伦理学的核心内容。学习和掌握医疗人际关系伦理，直接关系到和谐医疗人际关系的建立、优良医德医风的形成以及医疗卫生事业的发展进步。本篇将从医患关系道德、医际关系道德及医社关系道德三个方面阐述医疗人际关系伦理。

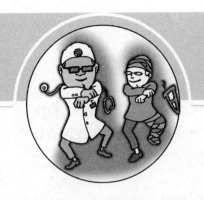

第4章 NO.4

医患关系道德

医患关系是医疗人际关系中最基本、最核心的人际关系。在医疗实践活动中，每一位医务人员都会与患者或患者家属产生直接或间接的联系。和谐的医患关系不仅会对医疗质量产生重要的正面影响，而且是新时代妥善解决我国社会医患矛盾的基本前提。

第1节　医患关系概述

【案例4-1】 据2016年最新的医患关系调研报告显示：73%的医生认为医患关系相对以往"日益恶化"，近八成医生在工作中被患者骂过，两成医生在工作中被患者或患者家属打过，近九成医生目睹或遭遇过医闹。

讨论与思考： 你认为导致这种现象的主要原因是什么？你是如何看待的？

一、医患关系的含义

医患关系是医疗活动中人际关系的主要方面，也是医疗人际关系中最基本、最活跃的人际关系。医患关系有狭义和广义之分。狭义的医患关系指医务人员和患者在医疗活动中为了实现特定的医疗目的所产生和发展的一种人际关系。在这种关系中，患者为了健康、生存、繁衍需要而求医，医务人员因为职业上的道义、良心、责任的驱使以及自身利益的需要而施治。广义的医患关系是指以医务人员为一方的群体与以患者及其家属为一方的群体之间的关系。这种医患关系以增进健康、消除疾病为目的。著名医学史家西格里斯曾对医患关系作了精辟的概述："每一个医学行为始终涉及两类当事人：医师和病员，或者更广泛地说，医学团体和社会，医学无非是这两群人之间多方面的关系。"

二、医患关系的基本内容

医患关系的基本内容表现为两个方面，即医患非技术型关系和医患技术型关系。医患

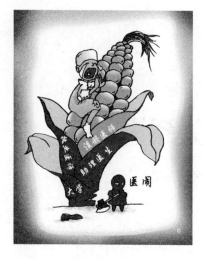

非技术型关系则是医患技术型关系的保证，医患技术型关系是医患非技术型关系的基础。

1. 医患非技术型关系

医患非技术型关系指在医疗卫生实践活动中，医患双方在社会和心理方面产生的道德联系，主要表现为道德关系、经济关系和法律关系。

（1）道德关系

它是医患非技术型关系中最为重要的内容。由于医患双方在知识、技术、价值观念、权利意识、宗教信仰、传统习俗等方面存在差异，对医疗技术和行为方式的理解存在差距。为了协调矛盾，医患双方必须遵守一定的伦理要求，以约束各自的行为。

（2）经济关系

在市场经济条件下，医院要生存、发展，在考虑社会效益的前提下，必然要考虑经济效益；同时医务人员所付出的劳动，理应得到一定报酬。这样医患之间看病付费、治疗收钱的经济关系就不可避免地发生。但由于医务人员职业的特殊性，医务人员的劳动付出与所得到的报酬又不能完全等同于一般意义上的商品等价交换。

（3）法律关系

指医患双方在诊疗过程中应受到法律的保护与约束，主要表现为：

其一，医务人员行医资格必须得到法律的认可，医务人员从事医疗活动和职业自主权要受到法律的保护和监督，违法行医要追究法律责任；

其二，人人享有医疗卫生权利，患者就医和医疗安全受到法律的保护，但就医违法也要受到法律的制裁；

其三，在医疗活动中，医患双方都必须承担各自的法定责任与义务。

2. 医患技术型关系

医患技术型关系是医务人员和患者之间在诊疗措施的决定和执行中建立起来的行为关系的统称。目前国际上广泛应用的基本模式是由萨斯和荷伦德在 1976 年提出来的，又称"萨斯—荷伦德模式"。这种模式按照医患双方在医疗措施的决定和执行中所处的地位、主动性大小分为三种类型。

（1）主动—被动型

在这一模式中，医务人员是完全主动的，患者是完全被动的。医务人员的权威性不能受任何怀疑，患者不得提出任何异议。这种医患关系淡化了患者的地位，削弱了患者的权利，不利于医患关系健康向前发展。这种医患关系犹如父母与婴幼儿的关系，婴儿没有表达意志的可能，完全听命于父母。这种模式主要适用于昏迷患者、婴幼患儿、智力严重低下者、精神病患者等。

（2）指导—合作型

在这一模式中，医务人员的意见受到尊重，但患者可提出疑问并寻求解释。这种医患关系犹如父母与少年的关系，少年虽然有一定的发言权，但必须接受父母的教育和指导。在这种模式中，医患关系权利仍然不平等，但比主动—被动型的医患关系更为进步。这种模式适用于清醒和有自我意志的一般患者，特别是急诊患者，它有利于提高诊疗效果，有利于及时纠正医疗过程中的某些差错，从而建设比较和谐的医患关系。

（3）共同参与型

在这一模式中，医务人员与患者的主动性等同，共同参与医疗过程的决定与实施。医务人员的意见常常涉及患者生活习惯、行为方式及人际关系的调整，患者的配合显得尤为重要。这种医患关系犹如成年人之间的关系，都有决定权和主动权。这种模式适用于慢性病患者及文化层次较高的患者。慢性病患者在长期治疗的过程中，对自身疾病非常了解，"久病成良医"，这有利于消除医患隔阂，建立真诚、平等和互信的医患关系，对于提高医疗服务质量具有重要意义。

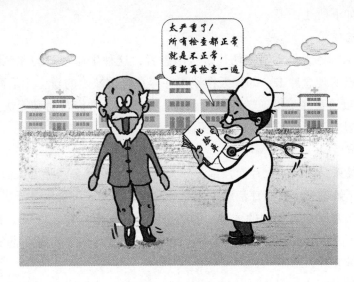

三、医患关系的特点

1. 我国古代医患关系的特点

由于医学科学发展水平的限制，古代的医生只能靠长期实践经验的积累，思辨地认识人体和疾病。例如我国的中医为患者诊治疾病，多通过望、闻、问、切获取临床信息，然后根据临床经验和朴素的医学理论进行辨证分析，从了解病情、检查患者到提出诊断意见、实施治疗的全过程，医生都是通过直接接触患者来完成的。我国古代的医患关系主要有以下三个特点：

（1）直接性

在我国古代，医生主要通过"望、闻、问、切"或"视、触、叩、听"等直接接触的方法来感知疾病，并通过对感知经验的总结，形成疾病诊治的理论。医患关系的直接性特点，对于加强医患情感交流，具有十分积极的意义。

（2）稳定性

在我国古代，一个医生往往既看内科病也看外科病，医生甚至被称为是"百科全书式"

的人物。患者往往把自己的生命和健康寄托于某一个特定的医生，这样在诊治过程中就形成了一医一患的稳定性医患关系。

（3）主动性

在我国古代，医生把"仁爱救人"作为行医的基本信条，把治病救人作为自己应尽的义务和美德。这种思想道德观念成为古代医生积极、主动医治患者的内在动力。古代医生不得不通过主动问诊了解患者的病情和感受，当时落后的诊疗手段也是其中的重要原因。

2. 社会主义时期医患关系的特点

中华人民共和国成立以来，我国医学坚持走中西医结合、并重、同步发展的道路。社会主义时期医务人员在关注医患技术型关系的同时，也重视医患非技术型关系，把技术诊治与人文关怀统一起来，形成医患技术型关系与医患非技术型关系相统一的医患关系模式。这种模式的特点如下所述：

（1）注重生命质量

传统道德要求医务人员不惜一切代价救治患者，这种生命神圣的理念正日益受到更应重视患者生命质量的理念冲击。如先天性残疾并存在严重缺陷的新生儿是否有治疗的价值，是否应不惜代价救治某些不可逆转的濒死患者，濒死前异常痛苦而又无法抢救的患者要求结束其生命的愿望应否满足，这些问题正引发学者、民众的思考和讨论。

（2）注重双向互动

传统的医患关系是单向的，片面强调医务人员的权利和义务。随着人们知识水平日益提高，对医学知识了解增多，在医疗活动中能充分发挥主动性，配合医务人员的治疗。医患双向互动是医务人员尊重患者权利的体现，也是患者合理期望和需求得到尊重、满足的途径，这样才能充分保障患者的知情同意权，减少彼此的误解，有利于医疗质量的提高。

（3）注重平等互利

随着市场经济的确立，社会主义医患关系日益成为一种同志式的服务与被服务的利益关系。随着社会主义民主法治的不断推进，法律规范逐步成为医患关系的制约手段。医患双方的法律地位是平等的，他们在享有自身权利的同时，也要履行其道德和法律义务。

知识链接：医疗事故

医疗事故是指医疗机构及其医务人员在医疗活动中，违反医疗卫生管理法律、行政法规、部门规章和诊疗护理规范、常规，过失造成患者人身损害的事故。医疗事故需要医疗事故鉴定委员会鉴定才能认定。一般情况必须同时满足以下5个构成要件，才能称之为医疗事故。

1. 医疗事故的主体是合法的医疗机构及其医务人员；
2. 医疗机构及其医务人员违反了医疗卫生管理法律、法规和诊疗护理规范、常规；
3. 医疗事故的直接行为人在诊疗护理中存在主观过失；
4. 患者存在人身损害后果；
5. 医疗行为与损害后果之间存在因果关系。

四、医患关系的发展趋势

随着人类社会的进步和现代医学科学的发展，生物医学模式向生物—心理—社会新医学模式转变，人们的道德观念、价值观念和民主法制观念也发生了相应的变化，医患关系的发展出现了新趋势。

1. 医患关系趋于物化

大量的物理、化学的诊断及治疗设备被医务人员所利用，改变了经验医学时期的诊疗方法，提高了医疗服务质量，但医务人员诊疗患者时对医疗设备的依赖性增强，医患双方交流减少。医务人员日益专科化，导致医患关系日趋分解，多科室的医务人员为同一患者诊治服务，加之医疗仪器的频繁使用，致使医务人员"见病不见人"的现象常常出现，医患关系在某种程度上日趋物化。

2. 医患关系趋于市场化

大多数国家都否认医疗服务是商品，但市场对医疗领域的渗透却是毋庸置疑的。特别是在我国目前医疗卫生体制处于改革和不完善的情况下，一些医院及医务人员把市场经济的"等价交换"原则"移植"到医患关系中来，致使本来纯洁的"救死扶伤"的神圣职责成了与患者交换的筹码。反过来，一些患者也以市场原则来要求院方和医务人员：交钱看病，就应享受最优质的服务。

3. 医患关系趋于民主化

随着医学的社会化和社会的不断进步，医学知识的垄断地位已被打破，人们参与医疗活动的能力与意识迅速增强。在现代医患关系中，医务人员的权威受到挑战，患者的权利意识日益增长。在医患关系中，患者不再只是被动地接受，而是在知情同意的前提下主动参与。医患双方地位越来越平等，关系越来越民主化。

4. 医患关系趋于法制化

随着我国市场化和法制化进程的不断推进，在当前的医疗活动中，医患双方仅通过道德自律来实现彼此的权利和义务是非常不现实的，应更多地受到法律规范和约束。尽管医患关系不能脱离道德关系，但医患关系法制化是社会发展的必然趋势。

第 2 节　医患双方的权利与义务

【案例 4-2】患者宋某，男，56 岁，农民。因左小腿丹毒复发到某医院就诊，医生给他开了价格较贵的新抗生素，患者要求改用上次发病时有效且便宜的青霉素，医生不耐烦地说：

"是你说了算还是我说了算？难道我还会害你！"患者无奈，只好百思不解地离去。

讨论与思考：请对医生的言行进行伦理分析。

医患双方的权利与义务是医学伦理学的基本范畴，明确和履行好各自的权利与义务，有利于医疗工作开展以及和谐医患关系的建立。

一、医生的权利

医生的权利指在医疗实践活动中医生享有的权限和权益。医生的权利分为一般权利和特殊权利。

1. 医生的一般权利

根据《中华人民共和国执业医师法》第21条的规定，医生有下列权利：

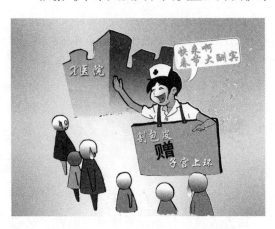

（1）独立自主的疾病诊疗权。

（2）患者疾病信息的获取权。

（3）人格尊严、人身安全不受侵犯的权利。

（4）医疗服务合理报酬的获得权。

2. 医生的特殊权利

在特定情况下，医生可以限制患者的自主权利，以达到对患者尽义务、实现患者利益的目的。当然这种干涉权不是任意行使的，只有当患者自主原则与生命价值原则、有利原则、不伤害原则、社会公益原则发生矛盾时，医生才能使用这种权利。一般而言，医生的干涉权在以下情况发生时才允许使用：

（1）患者拒绝治疗，但拒绝缺乏理性并会给患者带来严重后果时，医生有权在做好解释工作的前提下进行干涉。

（2）患者要求医生讲真话，但若患者了解自己疾病的诊断结果后将可能影响治疗的过程或效果，甚至导致不良后果时，医生可以隐瞒真相，或"合理撒谎"。

（3）患者要求保密，但对他人或社会可能造成危害时，医生可以拒绝。

（4）对患者实施行为控制。如对传染病患者的隔离，对精神病患者或有自杀倾向的患者进行控制等。

二、医生的义务

医生的义务指医疗活动中医生应尽的社会责任。根据《中华人民共和国执业医师法》

的规定，医生的义务主要有：

1. 治病除痛的义务

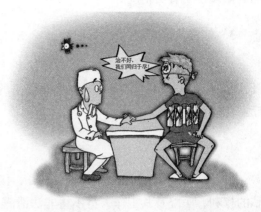

医生应以其所掌握的全部医学知识和治疗手段，尽最大努力为患者治病，解除病痛。医生不能以任何政治的、社会的非医疗理由来推托为患者治病的义务。医生不仅要用药物、手术等医疗手段努力控制患者躯体上的痛苦，而且还要以同情之心，理解、体贴、关心患者，做好患者心理疏导工作，解除患者心理上的痛苦。

2. 解释说明的义务

医生有义务向患者说明病情、诊断、治疗、预后等有关医疗情况，不仅是为了争取患者的合作，使其接受医生的治疗，更为重要的是尊重患者的自主权利。

3. 医疗保密的义务

医生不仅有为患者保守秘密的义务，而且还有对患者保密的义务，如有些患者的病情让本人知道会造成恶性刺激，加重病情恶化，则应该予以保密，但医疗保密义务是有条件的，必须以不损害他人、集体、社会和国家的利益为前提。

4. 社会公益的义务

医生除了有宣传卫生常识和提供健康咨询的义务外，还必须在普及医学知识、发展医学科学等方面对社会尽义务。当对患者和社会尽义务发生冲突时，必须首先考虑社会利益，说服患者服从社会利益。

三、患者的权利

患者的权利通常指患者在医疗活动中所享有的基本权利。

1. 基本医疗权

生存权是最基本的人权。当患者生命和健康遭到疾病威胁时，患者享有基本、合理、及时的诊疗和护理的权利。这种权利不因患者社会地位的高低、财富的多寡而不同。

2. 疾病认知权

患者患病后，在救治过程中，有权要求医护人员对自己所患疾病的有关情况及预后等进行解释说明。除非信息会对患者造成不良后果，此时医生可暂时对患者保密，但必须向患者家属说明有关情况。

3. 知情同意权

对自己的病情、医疗费用、医师诊断、即将接受的治疗及其效果，患者有权知道全部真实情况，并有权决定是否同意医师提出的手术、特殊检查、使用贵重药品或其他特殊治疗的建议。

4. 隐私权

患者享有不公开自己病情、家族史、接触史、身体隐私部位、异常生理特征等个人隐私的权利，医院及其工作人员不得非法泄露患者信息。

5. 受尊重权

患者在接受医疗服务时，不能因年龄、病种、社会地位、经济状况等因素受到歧视或不公正待遇，患者享有受到尊重的权利。

6. 与亲属联系权

住院患者有与亲属取得并保持联系的权利。

7. 赔偿权

由于医疗机构及工作人员不当行为而造成身体损害后果的，患者有获得赔偿的权利。

四、患者的义务

患者的义务指在医疗活动中患者应该承担的责任。

1. 恢复健康的义务

患者生病，对个人、家庭和社会都是一种损失并造成负担。努力减轻这种损失和负担，是每一位患者不可推卸的责任，特别是患有传染病等关系到他人健康的疾病，患者更需要主动接受诊治，积极配合诊疗，如实提供病情，遵循医嘱，以便及早恢复健康。

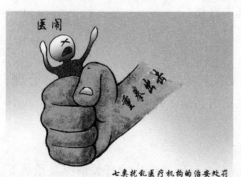

七类扰乱医疗机构的治安处罚

2. 尊重医务人员的义务

医务人员和患者有战胜疾病的共同目标。医务人员为解除患者疾苦，不辞劳苦，甚至牺牲自身利益。患者及其家属要尊重医务人员的工作、人格和权利，努力共建和谐的医患关系。

3. 遵守医院规章制度的义务

医院的各项规章制度是保障广大患者获得良好就医环境，稳定医疗秩序，提高医疗质量的重要措施。患者应该遵守这些制度，积极配合治疗，使自身需要与医疗工作协调起来。

4. 承担医药费用的义务

当前，国家还不可能全部负担每个公民的医疗费用，医院不是纯粹的福利性事业机构，更不是慈善机构，所以患者有义务按照有关规定及时足额交纳有关诊疗护理费用。

5. 支持医学研究的义务

医学科学的发展，诊疗水平的提高，都离不开医学科学研究。医生探索生命科学奥秘、破解疑难杂症以及发明新药物、新疗法，都需要患者的积极参与。研究和发展医学科学是一项造福当代和子孙后代的事业，每一个人都有义务支持。

知识链接：医闹

"医闹"指受雇于医疗纠纷的患者方，与患者家属一起，采取各种方法以严重妨碍医疗秩序、扩大事态、给医院造成负面影响等形式给医院施加压力，从中牟利，并以此作为谋生手段的组织或个人，"医闹"并不指患者本人，而是借炒作医疗纠纷进行商业运作获利的第三方，他们往往是医患矛盾的导火索。2015 年 11 月 1 日起，《刑法修正案（九）》正式施行。专家提醒说，根据该规定，带头"医闹"的患者家属以及"医闹"团伙中人，都可能被追究刑事责任，最高可判 7 年有期徒刑。

第 3 节　改善新时代医患关系的新思路

【案例 4-3】 2016 年 5 月 5 日下午，广东省人民医院口腔颌面外科刚退休的陈主任回家被人尾随，被凶手砍了 30 多刀，陈主任头部伤口深至板障，面部被砍烂，腹部有多处伤口，可见肠子，膝关节被砍伤，足后跟被砍断。凶手行凶后，直接跳楼身亡。而陈主任被砍的原因竟然是：陈主任曾给这名行凶者做过牙槽骨截骨术以矫正牙齿前突，25 年后，行凶者找到陈主任，说牙齿变色，要求赔偿。被拒绝后，凶手放狠话说要同归于尽。陈主任曾将他引到医院内的警卫室并报警。报警后，凶手一度被收进精神病院治疗。很多人把医闹视作一种很简单的医疗纠纷，漠视医护人员因为医闹被打，丢失尊严，甚至丧命，放任暴力横行，放任医生合法权益被侵害，这是对犯罪行为的纵容！

讨论与思考： 综合分析这一惨案对改善新时代医患关系的伦理启示。

一、影响医患关系的主要因素

近几年来，我国医患关系处于一种比较紧张的状态，引发的原因主要有如下几类：

1. 医方因素

（1）医院管理薄弱

目前各类医院管理者大都是医疗业务能手兼任行政职务，医院缺乏一整套行之有效的规章制度，从而导致医疗秩序不规范，违章操作时有发生。在市场经济环境下，医院工作的逐利性也未得到根本改变。

（2）医技水平不高

广大基层医疗机构技术人员缺乏，部分乡镇卫生院、村卫生室更是缺乏执业医师，少数科室甚至没有执业医师，让没有取得行医资格的人员上岗。庸医误人，医术水平不高很容易导致医疗差错甚至医疗事故的发生。

（3）职业操守不高

通常表现为某些医务人员责任心不强，不关心患者，表情冷漠、态度恶劣，不愿与患者耐心沟通，工作上疏忽大意，致使出现医疗差错。某些医务人员感觉经济收入与其工作强度、职业风险不相称，感觉工作价值无法体现，出现索取"红包""回扣"的现象。久而久之，某些医务人员的失德行为，导致民众对整个医务人员群体和医疗行业产生唯利是图的印象。

2. 患者因素

（1）期望值过高

某些患者对医疗服务的期望在某些方面已超出现代医学所能达到的水平。一些患者及其家属不能正确认识医疗工作的高风险性和不可预知性，甚至不履行自身义务，最终又将不良结果迁怒于医方。

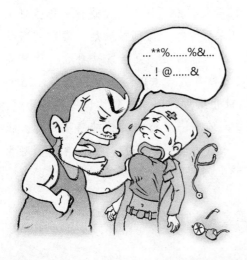

（2）道德素质低

一些患者认为交钱看病，医务人员就应该随时听其使唤，不遵守医院的规章制度，扰乱正常的医疗秩序，不尊重医务人员，轻则指责、刁难、谩骂，重则无理取闹，甚至大打出手，严重损害医务人员的自尊心和人格。

3. 社会因素

（1）国家投入仍显不足

从2009年医疗改革启动以来，各级政府努力调整财政支出结构，不断加大投入力度，政府卫生投入实现了跨越式增长。2016 年全国财政医疗卫生支出预算安排 12363 亿元人民币，比 2015 年增长 3.7%，比同期全国财政支出预算增幅高 1.3 个百分点。但总体上讲，对一个 13 亿多人口的大国来说，医疗保障水平仍然偏低，医疗资源仍相对匮乏。以药养医、以医养院的体制和机制没有得到根本扭转，群众"看病难、看病贵"问题没有根本解决。

（2）执法力度还有待加强

近年来，政府对"职业医闹"的打击力度不断增强，一定程度上打击了暴力索赔的嚣张气焰。但从总体上看，对"医闹"分子不法行为的矫正、打击力度仍不够大，办法不够多，效果不够好，还有待于进一步加强。

（3）投诉渠道还有待进一步畅通

近年来，各地政府都设立了专门的医患关系调处机构，对缓解日益增长的医患矛盾起到了一定的积极效果，但各地在具体执行过程中，调处机构的第三方中立性并没有得到很好的体现，甚至与原有的政府管理机构形成职能重叠，出现"责、权、利"不清的情况，不仅不能很好地解决纠纷，还很可能产生新的问题，群众对此信任度并不高。

二、加强医患双方的沟通交流

医患沟通是解决医患关系的良药，它不仅能缩小医患之间的认知差距，增进彼此的理解，而且还能增强病史采集的可靠度和体格检查的可信度，提高医疗质量。

1. 医患沟通的含义

狭义的医患沟通，指在诊疗过程中，医患双方围绕伤病、诊疗、健康及相关因素（如费用、服务等），以医方为主导，通过全方位、多途径沟通交流，科学诊疗患者病情，使医患双方达成共识并建立信任合作关系，达到维护患者健康目的的因素的总称。其意义是可科学引导患者伤病的诊疗工作，提高医疗卫生服务水平。

广义的医患沟通指各级各类医疗卫生机构、医务人员、卫生管理人员，乃至医学教育工作者，主要围绕医疗卫生和健康服务的法律、法规、政策制度、道德与规范、医疗技术与服务标准、医学人才培养等方面，以各种方式的非诊疗服务与社会各界进行沟通交流，如制定新的医疗卫生政策、修订医疗技术与服务标准、公开处理个案、健康教育等。它是在狭义医患沟通的基础上衍生出来的医患沟通，由许多未处理好且社会影响较大的医患沟通（关系）个案所引发的。其意义：一是有利于医患双方个体相互信任、合作及建立融洽关系；二是有利于推动医学发展和社会进步。

2. 医患沟通的技巧

本书立足于狭义的医患沟通来阐述沟通技巧。良好的医患沟通必须以患者为中心，以减轻患者身心痛苦，创造最佳身心状态为评价依据。医患沟通应遵循"一个要求、两个技巧、三个掌握、四个留意、五个避免"的原则。

一个要求：诚信、尊重、同情、耐心。

两个技巧：倾听，请多听患者说几句话；多向患者及家属说几句话。

三个掌握：掌握患者的病情、治疗情况和检查结果；掌握医疗费用情况；掌握患者及家属的社会心理因素。

四个留意：留意患者受教育程度及对沟通的感受；留意患者对疾病的认知程度和对交流的期望值；留意自己的情绪反应，学会自我控制；留意患者的情绪状态。

五个避免：避免强求患者即刻接受事实；避免使用易刺激患者情绪的语气和语言；避免过多使用患者不易听懂的专业词汇；避免刻意改变患者的观点；避免压抑患者的情绪。

三、恪守医患关系的道德规范

医患关系的道德规范指在医疗卫生实践中调整医患关系和规范医患双方行为的道德准则。

1. 医务人员在医患关系中的道德规范

（1）热爱医学，精益求精

高超的医疗水平能使患者充分相信医务人员，尊重医务人员，形成良好的医患关系。因此，医务人员必须刻苦钻研技术，做到精益求精，更好地践行自己对患者的义务。

（2）言谈有度，举止端庄

医务人员在医患关系中要言谈有度，举止端庄、稳重，给人以可敬、可信、可亲的形象。这不仅有助于建立良好的医患关系，也有利于诊疗活动的顺利进行。

（3）真诚相处，尽心尽责

患者把自己的性命相托，是对医务人员最大的信任。医务人员一要按医学科学规律办事，对症下药；二要按规章制度办事；三要谨慎周到，准确无误；四要一切为患者着想，无论何时、何地遇到求助的患者，医务人员都应挺身而出，竭诚相待，尽力抢救。

（4）相互尊重，一视同仁

符合道德的医患关系应该是相互尊重、平等合作。医务人员要尊重患者的人格，杜绝态度"生、冷、硬"现象，克服"高技术 - 低情感"现象；医务人员不能因患者社会地位、权力、关系等不同而区别对待。

（5）公正廉洁，不徇私利

医务人员不能利用医疗手段和掌握的医药分配权利来谋取私利，必须坚持原则，不图私利，奉公守法。医务人员对患者的物质酬谢，应婉言谢绝，更不能干不道德甚至违法的事情。

2. 患者在医患关系中的道德规范

（1）尊重、体谅医务人员

医务工作是一份特殊的职业，具有很强的科学性。患者应该尊重医务人员独立自主根据医学科学对患者做出治疗决定的权利。患者可就诊疗决定提供参考意见，但不能强迫或使用威胁手段向医务人员提出既违反科学又背离患者或社会利益的不合理要求。

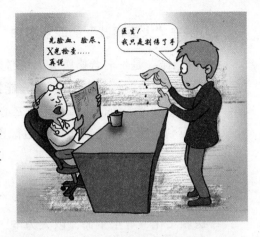

（2）信任医务人员，主动参与治疗

患者对医务人员的信任主要有两方面：一是思想上的信任；二是技术上的信任。患者在信任医务人员的基础上还要积极参与医疗活动，主动履行好患者的义务，把自己的真正病情、接受治疗后的真实感受、与疾病相关的隐私如实向医务人员陈述，增进双方的信任。

（3）尊重医学发展现状，理性对待医疗纠纷

一些患者认为医务人员必须治好每一个患者，救活每一个人，这是背离医学科学规律的。医学再发达，医务人员的技术再高明，也不可能包治百病，因此对医务人员的期望不能超出医学发展现状和当地的医疗水平。对于医患纠纷，患者及家属应该根据客观事实采取依法、理性的方式解决。否则，患者的行为一旦超出法律的限度，患者就要承担相应的法律责任。

四、弘扬中医药文化的优良传统

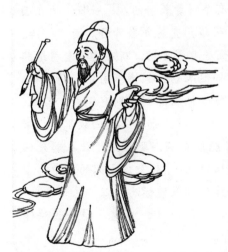

习近平总书记在党的十九大报告中指出，我们已经进入新时代，当前社会主要矛盾是人民日益增长的美好生活需要和不平衡、不充分的发展之间的矛盾。医患纠纷就是这个矛盾的产物，如何妥善解决这一问题，新时代要求我们要有新思路、新办法。编者认为，应从民族的传统文化中找回自信。正如习近平总书记所说，我们的制度自信、道路自信皆源于我们的文化自信。中医药文化不仅是中华医药的宝库，也是我国传统的伦理道德文化的集大成者。作为中医药专业的大学生，应更多地从中医药文化的伦理道德中汲取营养，弘扬中医药文化优良的医德医风，创造一个具有良好伦理秩序和道德氛围的环境。

1. 弘扬"悬壶济世"的社会责任感

构建和谐医患关系，树立崇高的社会责任感十分重要。中华医学凝聚着中华民族深厚的社会责任感。我国古代医生训诫，"医乃生死所托，责任非轻。至重惟人命，最难却是医"，强调医术是"救人性命"和"活人性命"的专业技术。人们将行医救人称为"悬壶济世"。新时代的医务人员应秉承中医的优良传统，树立正确的价值观、人生观，服务于患者，担负起社会赋予的责任，树立良好医德形象。

2. 恪守"大医精诚"的职业操守

"大医精诚"是一名合格医务人员必须具备的素质。"大医精诚"，第一要求是精，习医之人必须"博极医源，精勤不倦"，方能救死扶伤；第二是诚，要求医务人员要有高尚的品德修养，以"见彼苦恼，若己有之"之心，立誓"普救含灵之苦"。弘扬"大医精诚"的职业操守，有利于提升医务人员职业道德素养，提高医学技术，转变行业作风，而这正是构建和谐医患关系的关键所在。

3. 彰显"以人为本"的人文精神

中医药文化"尊重生命，以人为本"的人文精神为世人所称颂。传统医学独特的理论体系以及医疗服务的历史渊源，彰显了"医乃仁术"的医学价值和"仁爱救人，赤诚济世"的道德境界。继承"仁爱救人"的医德传统，坚持仁德的价值取向，在临床工作中，待患者如亲人，具有高度的责任心和爱心，坚持"一切为了患者利益"的宗旨，这既是构建新时代和谐医患关系的出发点，也是贯彻习近平同志"坚持以人民为中心"这一思想的本质要求。

医德典故：悬壶济世

《后汉书·方术列传》上记载着一个传说：东汉时有个叫费长房的人。一日，他在酒楼喝酒解闷，偶见街上有一卖药的老翁，悬挂着一个药葫芦兜售丸散膏丹。卖了一阵，街上行人渐渐散去，老翁就悄悄钻入了葫芦之中。费长房看得真切，断定这位老翁绝非等闲之辈。他买了酒肉，恭恭敬敬地拜见老翁。老翁知他来意，领他一同钻入葫芦中。他睁眼一看，只见雕梁画栋，富丽堂皇，奇花异草，宛若仙山琼阁，别有洞天。后来，费长房随老翁十余日学得方术，临行前老翁送他一根竹杖，骑上如飞。返回故里时，家人都以为他死了，原来已过了十余年。从此，费长房能医百病，驱瘟疫，让人起死回生。这仅是一则神话传说，但却为医生罩上一层"神秘外衣"。后来，民间的郎中为了纪念这个传奇式的医师，就在药铺门口挂一个药葫芦作为行医的标志，以"悬壶济世"称颂医生救人于病痛。虽然现在已很少见到中医大夫"悬壶"，但"悬壶"这一说法保留了下来，指医生怀仁心，以精湛的医术救治广大患者。

思 考 题

1. 医患关系实质上是一种什么关系？如何理解这种关系？
2. 患者的道德权利和道德义务是什么？
3. 你认为未来医患关系发展的趋势是什么？
4. 影响医患关系的主要因素有哪些？你对改善医患关系有什么好的建议？

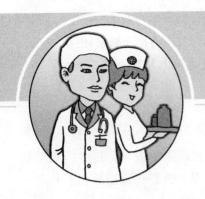

第5章 NO.5

医际关系道德

和谐的医际关系是改善医患关系的内在动力，是提高医疗服务水平的重要因素，也是医疗事业健康发展的重要基石。构建和谐医际关系需要医疗机构各类工作人员团结互助、平等友爱，形成融洽和谐的人际关系环境。1949年世界医学会制定的《国际医德守则》有关医师的职责中规定："一个医师必须对同事有礼貌，正如同事也必须对他有礼貌一样"。我国卫生部颁发的《医务人员医德规定及实施办法》第3条第6款就明确规定，医务人员在开展医务活动中必须"互学互尊，团结协作，正确处理同行、同事关系"。

第1节　医际关系概述

【**案例5-1**】　某日深夜，家人送腹部肿大并伴有疼痛的中年妇女到医院治疗。急诊室医生做了常规检查后，认为患者需要住院观察，就将其转往住院科室。后患者疼痛难忍，家属找到值班护士，值班护士则以借口叫家属去找值班医生，后家属找到值班医生。值班医生检查后说："晚上检验科人员不在，先吃点药，明天再仔细检查"，但患者服用常用药后，症状并没有缓解。第二天在做B超时，医技人员认为有可能是宫外孕，建议转妇产科观察；患者在妇产科住院期间，医生也认为可能是宫外孕，没有进一步检查。两日后，患者病情加重，并伴有出血、呼吸困难，后虽经紧急抢救，但终因腹部动脉瘤破裂，发现过迟，抢救无效死亡。

讨论与思考：医院医务人员之间会形成哪些关系？他们之间有义务相互沟通吗？医院对患者的死亡有没有责任？医患关系的隐患有哪些？

一、医际关系的含义

医际关系是一种特殊的人际关系，是从事医疗活动的医务人员在医疗活动中形成特殊的人际关系。它有广义和狭义之分：广义的医际关系指医疗机构中各类工作人员之间形成的人际关系；狭义的医际关系指开展医疗服务的医生、护士、医技人员及相互之间形成的人际关系。本章所称的医际关系侧重广义上的医际关系，既包括直接从事医疗活动的医务人员之间、医务人员与行政管理人员之间、医务人员与后勤人员之间的关系，也包括医生与医生、护士与护士、医护与医技人员、医技人员与医技人员之间的关系。和谐的医际关系有助于营造团结、互助、和谐的医疗环境，提高医疗服务质量和医疗服务效率，化解医患之间的紧张关系。

二、医际关系的基本模式

由于医际关系的主体及传统观念的差异，产生了不同模式的医际关系，这些模式随着医学科学发展而随之演变。当前的医际关系模式主要有主从型、指导—被指导型、并列—互补型、竞争型四种。

1. 主从型

主从型模式指在医际关系中，一方处于主导地位或绝对权威地位，另一方处于服从地位或被动地位。它是传统的医际关系模式，如医生和护士之间，不同层次的医生之间，临床医师与医技人员之间，上、下级医务人员之间都不同程度地存在这种关系模式。主要表现为相互间地位的不平等，特别是主导者容易产生官僚主义和主观主义，导致服从者不能发挥其主观能动性而产生消极被动、不负责任的思想。随着医学模式的转变和观念更新，主从型模式已不符合医务人员建立平等、尊重、独立的和谐关系的要求，它必将被新的模式取代。

2. 指导—被指导型

指导—被指导型模式指在医际关系中，一方处于业务指导地位，另一方处于接受业务指导地位。这种模式基于业务技能的强弱差异，指导者由于思想、经验、知识、能力等优于被指导方而处于相对权威的地位，但被指导者具有一定积极性和主动性。这种模式存在于医务工作领导者与被领导者之间，经验丰富的医务人员与一般医务人员之间，上级医务人员与下级医务人员之间。这种模式有利于发挥指导者自身优势和被指导者的主动性，但容易产生指导者滥用指导地位，从而影响或压抑被指导者作用的发挥。同时，由于被指导方在成长中积累了丰富医疗经验后可能超越指导方，从而颠覆曾经的指导—被指导关系。

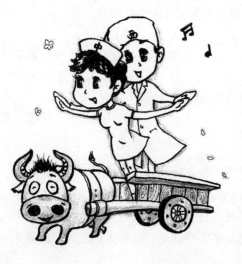

3. 并列—互补型

并列—互补型模式指在医际关系中，医疗工作者完全处于平等地位，没有高低之分，只有分工差异。医院的医师、药师、医技人员、科室人员之间，同级医务人员之间，医生与护士之间，医务人员与后勤人员之间等，都应是并列—互补关系，即双方既保持各自的独立性、自主性，又通过相互协作达到互补。这种模式既有利于双方积极性和主动性的发挥，又有利于发挥医院的整体效应，这是一种新型的医务人员关系模式。

4. 竞争型

竞争型模式指在医际关系中，由于医务人员在医疗服务的水平及医德方面存在差异，导致不同医务人员在医疗服务中处于不同的竞争地位。随着我国医疗卫生体制改革的深化，竞争机制逐步被医疗卫生机构及其医务人员所接受，医务人员之间、医院科室之间、各专业之间、医疗单位之间等都存在一定的竞争。竞争有利于破除平均主义，有利于培养医术高超的医务人员，有利于整体医疗水平的提升，从而推动我国卫生事业发展。但是，医疗服务的竞争应建立在公平、诚信、科学规范及有限制的基础之上，否则容易导致恶性竞争，致使医际关系僵化，造成社会资源极大浪费。

三、医际关系的主要内容

医际关系是医疗人际关系的重要内容，是医疗机构开展医疗服务的基础，也是医疗机构实现"救死扶伤，一切为了患者健康"宗旨的基础。医际关系的主要内容包括：

1. 医生之间的关系

医生之间的关系在医际关系中尤为重要，它与患者的治疗效果、医院提供的医疗服务品质以及医院的管理水平直接相关。

医生之间的关系包括不同年龄医生之间、不同科室医生之间、不同职称和职务医生之间及同层次医生之间等关系。现代医疗服务宗旨是一切为了患者健康，在维系患者健康和利益的基础上，各级各类医生关系是一种相互协作的合作关系。在现代医学分工越来越细的今天，某一科室医生已经无法单独完成对患者的诊断和治疗工作，这就需要不同科室的医生共同努力，加强沟通与协作，共同完成诊疗过程。因此，在保障患者健康的前提下，医生之间应互相学习，互相信任，互相尊重，不猜疑，不嫉妒，不诋毁同行，不追名逐利，共同为保障患者身心健康服务。

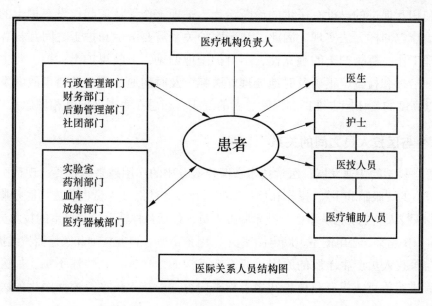

2．医、护之间的关系

护理工作是医疗服务中不可缺少的部分，护士在保障患者健康的过程中有着不可替代的作用，医生和护士之间的协作关系正是在保障患者利益的过程中建立起来的。由于受到传统观念的影响，医护关系的主要模式是主从型，把护理工作视为医疗工作的附属品，护士从属于医生，机械地执行医嘱，俗称"医生的嘴，护士的腿"。导致这一现象的主要原因如下所述：

（1）对护理工作存在偏见

认为护理工作无非是打针、发药、照顾患者饮食起居和日常生活琐事，不需要具备高超的医疗技术水平和能力。

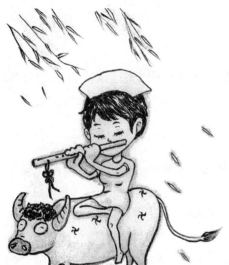

（2）社会歧视因素

在等级社会中，护理工作不是体面工作，护士如同佣人一样处于社会底层，没有社会地位，"重医轻护"现象明显。

（3）护理教育体制不科学

长期以来，我国护理教育体制不科学，基本上是单一的中等教育，专业设置偏窄，学历层次偏低，难以适应现代医疗卫生事业发展的需要。

随着卫生事业不断发展，护理学已经成为一门独立学科，护理工作在医疗服务中也日益凸显出它的重要性和独立性，医护关系的模式也正向"并列—互补""参与—合作"型转变，这种新型的医护关系是一种信息交换、相互协作的关系，如术后护理、病室温度调控、空气消毒、血运观察、防止血栓形成、术后功能锻炼等都与护士的护理工作紧密相关。这充分说明医疗和护理是相互依存和相互促进的。没有医生的诊断治疗，护理工作无从谈起；没有护士的护理，医生的诊断治疗也同样无法实现。因此，和谐医护关系需要医生和护士之间互相尊重。医生要重视护理工作，尊重护士的独立性，不对护士抱偏见，不歧视护士；护士要主动配合医生做好各种治疗和检查，正确及时地处理好医嘱，及时沟通，避免差错事故的发生。医护双方都应以高度的责任感去维护和保障患者的健康，切忌在患者面前互相埋怨指责。

3．医生与医技人员之间的关系

随着医学科学的快速发展，医学技术在医疗服务中的作用越来越重要，现代医疗技术已经充当了医生的"眼睛和手"。操作和使用这些医疗设备的医技人员也就成为医疗服务不可缺少的人员。医技人员主要指从事医疗技术服务人员，包括各种辅助检查科室的技术员工（检验科、影像科、B超室、心电图室、脑电图室员工）、麻醉师、口腔技师和医疗器械维护人员等。

医生与医技人员产生矛盾的原因是双方缺乏沟通，导致信息传递不畅。如医生没能及时建议患者进行检查或没有具体告知患者检查内容，医技人员没有遵照医生的医嘱进行检测，从而使医生、医技人员和患者对检查结果产生歧义，产生误解，影响医疗服务品质，并给患者带来不必要的麻烦。因此，医生与医技人员应相互尊重，医生应科学对待医技科室的检验报告，切不可漠然置之或背后指责、贬低对方；医技人员应为医生的诊断提供第一手资料，应准确、及时地报告结果，与医生精诚合作，努力满足临床诊断治疗的需要。

4. 护士之间的关系

护理工作是保障患者健康过程中不可或缺的医疗活动，护理人员是医疗服务最基本、最重要的群体之一，是医疗卫生战线上一支不可缺少的生力军。患者的治疗常常需要较长的时间，其中护理工作的质量和护士医德水平直接影响治疗效果及医患关系。这就要求护士之间要紧密配合，相互沟通，做到既参与技术竞争，又真诚合作；既努力进取，又淡泊名利；既自尊自强，又见贤思齐；既坚持原则，又宽厚待人。护士处在宽容、谅解、友谊、支持、关心、爱护的和谐气氛中，才能出色地完成护理任务，为患者提供最优质的医疗服务。

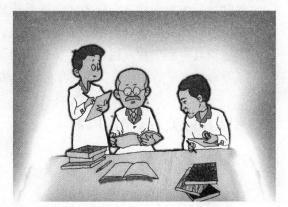

5. 医务人员与行政、后勤管理人员之间的关系

在医疗实践中，医疗服务工作的正常开展有赖于相关医务行政、后勤管理人员的努力。行政、后勤管理人员是医疗服务的组织者和协调者，通过组织、协调医疗服务中的各类因素，激发医务人员的积极性与创造性，不断提高医疗质量和管理水平。在医疗实践中，行政管理人员、后勤服务机构常常扮演组织者和指挥者的角色，形成了领导与被领导、管理与被管理的关系。如果行政管理人员与医护人员思想统一、感情融洽、行动协调，整个医院就会形成一个团结、互助和具有超强战斗力与凝聚力的集体。如果行政、后勤管理人员能注意倾听不同意见，善于协调医院内各方面的关系，就能激发医护人员的积极性与创造性，使之共同参与医院的管理，为医院的发展出谋划策。总之，医务人员与医务行政、后勤管理人员良好的关系将使整个医院充满尊重、信任、文明、团结、互助的气氛，医疗服务水平才会不断上新台阶。

第 2 节　医际关系的矛盾和调节

【案例 5-2】 患者赵某，女，60 岁，退休工人。因右上腹疼痛两年多，到某县医院外科就诊。医生张某诊断为慢性胆囊炎、胆结石症，准备住院进行手术治疗，因患者对手术有顾虑，不同意手术，医生先用药物对其治疗。两周后，患者症状加重再来门诊，经医生李某收入住院。住院后，在患者等待手术的过程中，巧遇医生张某查房，张某得知患者是李某收入住院时极为不满。查房时，张某在患者面前对下级医生讲"胆囊炎患者应择期手术，该患者两周前来诊时恰是手术的最佳时机，但本人不同意住院。现在，该患者的临床表现是典型的胆囊炎急性发作，此时手术死亡率高，加之患者体胖，也容易发生手术并发症。上星期医生李某手术的那位患者，就出现了问题……"患者赵某听了张某的这番话非常紧张，对两周前自己未听张某收入住院的意见后悔莫及，也对李某的医术产生了怀疑。

讨论与思考：请从医际关系道德角度分析医生张某的言行。

医际关系作为一种社会现象，它既受传统习惯的影响，又具有鲜明的时代特征。认真研究影响医际关系的各种因素，准确把握医际关系的调节原则，不仅有利于医疗机构内部的和谐，而且有利于提高医疗水平，保障患者利益。但实践中由于受各种因素的影响，医际关系存在诸多矛盾和危机，如医疗机构内部各医务人员缺乏沟通，彼此嫉妒和不信任等。

一、引发医际关系矛盾的因素

1. 医生之间产生矛盾的因素

（1）资历的差异

医生队伍由老、中、青不同年龄和高、中、低不同知识结构的人员组成。一般来说，老年医生临床经验丰富，学术造诣、社会威信较高；青年医生意气风发，敢想敢干，富于创造精神。但是，由于年龄差异、经验不同，不同年龄的医生知识水平、思想方法、医德境界不同，往往各自从自己的"优势"出发，不能正确看待其他年龄段同行的思想和言行，成为影响医生之间团结协作的因素。而同级医生之间，因年龄经历相似，业务能力相当，常出现相互嫉妒、相互猜疑、互不服气的行为，这样无疑会造成同事之间的关系恶化，个人的积极性也难以调动起来。

（2）工作上的不协调

如在转诊时，新接诊医生在患者或家属面前，诋毁原诊治医生，原诊治医生对新接诊医生不支持、不协助等，这样就会使医生之间关系紧张而难以配合和协作。

（3）物质利益方面的矛盾

如在职称评聘、职务晋升、进修学习、工资提级、奖金发放时，贬低别人，抬高自己，设置障碍，甚至不惜损害别人的名誉等，严重影响相互之间的关系。

（4）职称、职务的矛盾

由于过度看重学历文凭，年轻、高学历的医生常常在短时间内获得领导认可，因此在职称、职务上比其他医生晋升更快，而那些高年资、工作敬业、医疗经验丰富的医生在职称、职务晋升上受到阻碍，加上医疗管理不透明，极容易诱发一些不和谐的隐患。

2. 医生与护士之间产生矛盾的因素

（1）心理因素

医生存在重医轻护的心理，导致轻视护理，不尊重护士，甚至藐视护士人格的现象。

护士存在依赖服从心理与自卑心理，也影响其主观能动性的发挥，影响与医生的协作配合，造成医生的不满意。

（2）分工、协作的矛盾

医学、护理学是两个独立的学科，具有各自的职责。但分工不分家，必须相互配合、协作，特别在抢救危重患者时，更应如此。然而，在实际工作中，医生、护士之间常会发生矛盾，护士希望医生干净利落，医嘱清楚，执行容易、方便、省时；医生则根据医疗的需要，较少考虑护理因素，特别是某些新的治疗方法和手段的采用，医、护双方很难划清职责范围，容易引起医护之间的矛盾和冲突。

3. 医护人员与医技人员之间产生矛盾的因素

主要表现在双方对彼此的工作缺乏理解、支持与尊重，如检验科、影像科、药剂科的人员责怨医生开出的化验单、影像单、处方单不符合规范和要求。而医生则责备、埋怨化验不准确、影像不清晰、常用药缺货等。护士与医技人员也会发生冲突，如护士不按时送检患者所留标本，检验人员错将病房检验单送门诊，给护士增添了麻烦，引起护士的不满等。

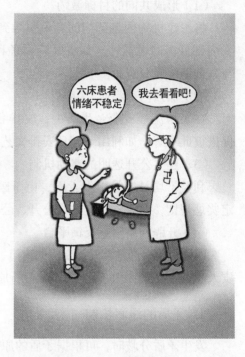

4. 医务人员与行政管理人员之间产生矛盾的因素

医务人员合理需求得不到满足，表现在以下几方面：一是进修学习上的需求得不到满足。医务人员迫切需要更新知识，扩展知识面，但因受经费限制以及领导者存在"重使用、轻培养"的思想，容易引起医管之间的心理隔膜。二是晋职提薪方面的需求得不到合理解决。实行专业技术职务聘任制后，由于在评聘中存在"重学历，轻实践；重资历，轻能力"的倾向，直接挫伤了一部分医务人员的积极性。三是生活上的需求得不到满足。近几年来，广大医务人员的生活条件有了较大改善，但仍然存在着住房拥挤、交通不便、文体活动较少、工作负担过重等现象。有些领导者只注意抓工作，忽视抓生活，很少进行职工生活方面的深入调查，并给予生活上的必要的关怀，这也是医务人员与院领导形成隔膜的重要原因。另外，某些医务人员缺乏管理的自觉性，以及管理者与医务人员在个性心理特征、道德修养方面存在的差异，也是引起医管关系冲突的因素。

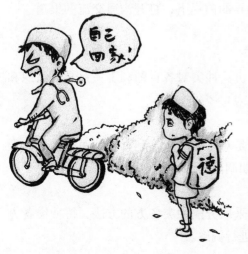

二、医际关系矛盾的协调和解决

矛盾无处不在，医际关系亦然。对于医际关系矛盾的解决，要做到事前预防沟通，融洽关系，消除矛盾隐患；事中及时克制协调，缓和矛盾，不使矛盾激化；事后反思改进，增进关系，营造和谐相处的医疗环境。

1. 事前的预防

（1）形成共同的目标激励

将医疗机构内各部门的竞争引导到整个医疗机构，交流合作，协调融通，降低竞争引发内部冲突的可能性。如将医院内各科室间的竞争引导到各科室互相协作、形成合力上，与其他医院展开竞争。

（2）加强内部沟通

在工作流程或业余生活中，安排各部门或群体交流，增加各部门沟通与协作的机会，促进彼此了解，如利用节假日安排文艺活动、外出考察学习等。

（3）建立公开透明的奖励机制

利益不均最容易引发矛盾，由于医疗机构内部存在劳动收益的差距，因而必须事先制定奖惩规则，对利益分配及时公开、公示，利用公开透明的机制减少分歧。

（4）开辟网络信息反馈平台

医疗机构在网站上开设专门的窗口，如BBS、论坛、博客等，允许大家参与，医疗机构负责人应客观对待网民的不同意见，分析原因，及时改进，从而形成信息及时互通的良好氛围。

2. 矛盾的缓解机制

发生矛盾分歧时，可根据矛盾的原因、类型，采用不同的解决方案。

（1）疏导

对冲突双方进行劝导，尽量寻求双方的共同点，如合作的经历、曾经存在的友情等，使双方缓和对抗情绪，增加信任感；在双方接受劝导的前提下，打开沟通交流的渠道。一般来说，疏导是最基本也是最行之有效的方法。

（2）警醒

在对冲突各方进行劝导的同时，恰当地警醒。讲清冲突对各自的利害关系、对组织和工作的影响，晓以利害。

（3）强迫

对固执己见、拒不接受调解的冲突各方，特别是对工作产生不利影响的医务人员，领导可以利用组织手段及权威方法，迅速消除对抗，如调离、惩罚、纪律处分等。

（4）隔离

对某些无原则纠纷，可以不必追究谁是谁非，采取分隔冲突各方的方法，待冲突各方情绪相对平静后，矛盾常常可以自行缓解，或者再进行调解。

（5）沟通

各科室之间经常往来，在节假日组织集体活动，增进相互间的感情。

知识链接：第三方调解——医疗纠纷人民调解委员会（医疗纠纷调处中心）

它是根据《医疗事故处理条例》等法律规定，由法律、医学等方面专家组成，按照统一保险方案、统一产品责任、统一工作步骤、统一保险价格、统一参加保险、统一理赔调查服务"六统一"的原则，在所在地区建立统一的医疗责任保险制度，规范化管理，不向医患双方收取任何费用。根据需要，医疗事故鉴定委员会组织评鉴会或合议会对纠纷进行定性、定责、定损、定赔；调解员按公平、公正、合理、合法的调解原则，根据评鉴结果进行调解，签署调解协议。第三方调解机制的建立，使医疗纠纷处理更加方便、快捷，向"还医院以宁静，还医患以公正，还社会以和谐"目标迈进了一大步。

第 3 节　构建和谐医际关系

【案例 5-3】 患儿王某，男，3 岁。因误服 5ml 的炉甘石洗剂到某医院急诊。急诊医生准备有 25% 硫酸镁 20ml，但误将口服写成静脉注射。治疗护士拿到处方心想：25% 硫酸镁能静脉注射吗？似乎不能，但又拿不准。又想：反正是医嘱，执行医嘱是护士的职责。于是，将 25% 硫酸镁 20ml 给患儿静脉注射，致使患儿死于高血镁引起的呼吸麻痹。

讨论与思考： 请对本案例中的医生与护士行为进行伦理分析。

构建和谐医际关系是构建和谐医疗环境的重要保证之一，如何构建和谐医际关系有其道德要求，具体表现在以下几个方面：

一、构建平等尊重的人际关系

医际关系说到底首先是一种人际关系。保护患者的生命与健康，是医务人员的共同目标，更是医际关系的基础。在这个共同目标下，医务人员却又存在层级差别和不同分工。在医护关系中，有人戏称"医生动动嘴，护士跑断腿"，这在一定程度上反映了某些现实，但医护之间绝不是这种简单的主从型关系模式，而是"并列—互补"型关系模式，医护之间应该是平等的。

要真正实现医际间的平等，就要提倡医际间相互尊重。例如，专业技术人员与行政管理人员要相互尊重，专业技术人员内部比如医生、护士、药师、检验人员之间也要相互尊重、精诚合作，才能给患者良好的就诊体验，千万不能出现相互拆台、相互诋毁的情况。行政管理人员内部如院领导、科室领导、普通员工之间也应相互尊重，整个医院才能形成一盘棋，共同实现治病救人的目标，从而在实现社会效益的前提下，实现内部效益最大化。

二、构建互助信任的协作关系

医际分工是医学发展的必然结果和内在要求。有了平等尊重的基础，还要求医务人员之间彼此互助信任。如果把医院治病救人这件事比作一群人划船到达彼岸的话，不同的医务人员之间的目标应该是一致的。但仅有一致的目标，并不能保证目标的实现，还要形成合力。如何形成有效的合力？各司其职、密切配合、听从指挥、服从管理等是医际之间应有的道德要求。这一切的前提又有赖于医际之间的相互信任，这是互助的前提。

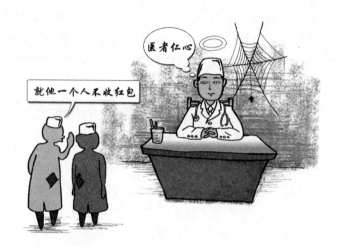

三、构建互补互通的竞争关系

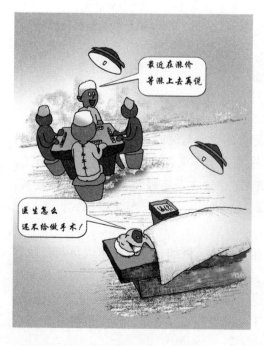

医务人员只有不断提升精神境界和业务素质，才能不断促进医患关系的和谐，但医务人员的这种自我完善过程，绝不能闭门造车，也不能孤芳自赏，而是需要从内修和外习两方面达成。内修在一定程度上要求医务人员"慎独"，但更多地要求医务人员见贤思齐，知耻而后勇。外习则要求医务人员之间多交流，多切磋，共同学习，共同提高。良好的医际关系要求医务人员之间既有竞争，更要合作，因为大家都是同一条船上的水手，目标一致必然要求他们互补互通。

四、构建"传、帮、带"的师承关系

医学说到底还是一种经验医学，医疗行业十

分注重经验积累和师徒传承。在医际关系主体中，客观存在年龄、专业、能力和个性等方面差异，这就需要不同岗位、年龄、资历的医务人员在主观上积极主动地做好"传、帮、带"工作。这里不仅仅是指"老传中、中传青"。老年医务人员有经验丰富、学术造诣高的优势，但也可能存在思想保守、创造力下降的劣势；中年医务人员有年富力强、承上启下的优势，但也可能有缺乏平台、上升空间受限的窘境；青年医务人员有创新能力强、学习动力足的优点，但往往又缺乏经验和阅历。因此，各类医务人员之间要相互学习，才能发挥老、中、青三代各自的优势，形成互补前提下的师承关系。

有了上述几种医际关系的构建，基本上能保证医际之间良好的沟通和交流，完成共同的目标。但回到本节开始的案例，似乎还不能明确解答疑问，上述案例中的医生和护士，谁对谁错？我们认为医务人员在各司其职中还应加强相互监督、相互提醒，不能各管一段，各扫门前雪，还要管他人瓦上霜，这说到底还是一个精诚合作的问题，医际人员实际上是一个共同体，有其共同目标，不管战友，自身目标也必然难以实现。

医德典范：大医医心——陈晓兰

虽千万人，吾往矣！曾经艰难险阻，她十年不辍，既然身穿白衣，就要对生命负责，在这个神圣的岗位上，良心远比技巧重要得多。她是一位医生，治疗疾病，也让这个行业更纯洁。她就是"打假医生"陈晓兰。虽然她只是一个弱女子，却挑起维护医疗环境纯洁的大任。虽然她屡遭报复，陷入困窘，却依然坚持，她所做的一切，只为了维护医生这个职业神圣的尊严；虽冒生命危险，却无怨无悔，她所做的一切，只是为了救赎医生这个有机体的圣洁。

思 考 题

1. 简述医际关系的含义及内容。
2. 简述医际关系的基本模式。
3. 医际关系基本伦理有哪些？
4. 阐述医际关系的矛盾及解决机制。

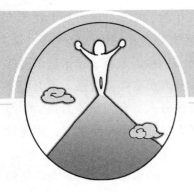

第6章 *NO.6*

医社关系道德

医务人员和医疗机构作为医疗活动的主体，不仅承担着为社会人群提供健康服务的义务，而且承担着为许多重大社会问题的解决提供医疗技术服务的社会责任。因此，学习和研究医社关系道德，对医务人员正确履行社会职能具有非常重要的现实意义。

第1节　医社关系概述

【案例6-1】　据2010年统计数据，全国每年医疗机构提供的医疗服务达30多亿人次，即使做到99%和谐，只要有1%不和谐，全国每年就有3000万人次的医疗纠纷。中国消费者协会的统计结果显示：2010年全国消费者对医疗和药品的投诉共计47246件，比上年增加了8891件，增加23.2%。2012年5月，原卫生部、公安部联合印发《关于维护医疗机构秩序的通告》，要求各级卫生行政部门积极协调公安机关向二级以上医院等重点医疗机构派驻警务室，共同加强医疗机构治安管理，维护正常诊疗秩序等。

讨论与思考：哪些原因使得警察必须进驻二级以上重点医疗机构？

医务人员和医疗机构履行职责时，不仅要面对个体患者，而且要面对整个社会。医务人员和医疗机构是医疗工作的具体承担者，在医社关系中必然受到社会的影响。

一、医社关系的含义

医社关系指在社会发展过程中，出于维护人类整体健康的需要，在医务人员、医疗卫生机构乃至整个医学界与社会人群、社会有关部门之间乃至整个社会之间发生的具有道德意义的社会关系。通过这种关系，医学向社会扩展了自己的责任，社会为医学的发展提供了支持并规范了医学发展的方向与目标。

医社关系有两层含义：一是工作联系。无论是公立医院，还是股份制、民营医院、个体医院都必然与社区组织或公众联系。医社关系的目的就是要把这种联系建立在最为贴切和恰当的位置上，也就是构建最为和谐的关系。二是形象塑造。形象不仅体现医院的外在精神风貌、工作态度、内在本质，也体现医院的管理理念、管理水平、服务质量和员工素质等。医社关系的强大生命力就在于通过向全体或部分民众灌输共同的价值观念、目标和宗旨，把大家的言行引导到医疗机构既定的医社关系目标上来，形成以患者利益为核心的医社关系公共网络系统。通过这种关系，医院向社会扩展了自己的责任，同时，社会为医院的发展提供了支持，指明了医院发展方向。

二、医社关系的发展

医学的快速发展对传统的医学模式、健康观念和社会疾病观等产生了重大影响，医疗机构与社会之间的关系也发生了深刻变化。

1. 医学模式的转变

从古至今，医学模式的发展经历了神灵医学模式、自然哲学（经验）医学模式、生物医学模式、生物—心理—社会医学模式四个阶段。神灵医学模式产生于人类社会早期，人们认为健康与疾病是神灵对人类的奖惩，治疗疾病往往依赖于占卜和祈祷；经验医学模式指医务人员行医时完全凭借自身的临床经验而不依靠理论的医学模式；生物医学模式是指建立在经典的西方医学基础之上尤其是细菌论基础之上的医学模式。该模式把人看作单纯的生物，重视疾病的生物学因素，认为健康是人体、环境与病因三者之间的动态平衡。生物—心理—社会医学模式则不仅考虑人的生物学因素，还要考虑人的心理、家庭和社会状态对健康和疾病的影响。它要求医务人员必须把人的健康和疾病放在一个更广阔的背景下考察，从生物的、心理的、社会的角度来防治疾病，从传统的为患者个体服务扩大到同时为社会人群健康服务。

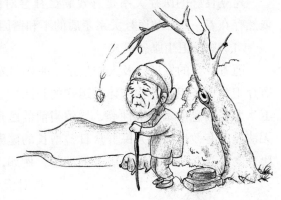

2. 健康观的转变

1948 年，世界卫生组织提出了健康的新定义："健康是身体上、精神上和社会适应上的完好状态，而不仅仅是没有疾病和虚弱。"这说明人类对健康的认识已从过去"健康就是无疾病和虚弱现象"观点中转变过来。现代健康观念更强调从生物、心理和社会因素认知健康问题，把具有生物属性的人放在综合的社会关系中去理解，这使得人类对健康认识的视野扩大。基于医学的对象由个体转向了整体，医疗观念由防治观转向健康观，这就要求医务人员、医疗卫生部门从"治已病"转为"治未病"，从治疗服务逐步扩大到预防服务，从生理服务扩大到心理服务；从病房服务扩大到社会服务。

3．社会疾病观的转变

疾病观指人们对疾病的总的看法，通常指关于疾病分类与病因的概括性结论。在传统医学模式下，人们立足于科学实验，认为每种疾病都必须而且可以在器官、细胞和生物大分子上找到可测量的形态结构或化学成分上的改变，并可以确定出生物的特定病因，找到相应的治疗手段。随着社会和科技的发展，人类的疾病谱与死因谱有了很大改变。导致个体死亡的疾病，不仅包括由特定的病毒损害引起的疾病，而且还包括了社会性、心理性的疾病，如社会压力大、家庭关系不和谐以及不良生活方式等社会因素对人类健康产生的损害。社会疾病观的转变有助于人们理解社会因素对人体健康的影响，并为定量地分析社会因素对人体健康的影响和社会干预提供理论依据。

医学模式、健康观念和社会疾病观的转变，不仅扩大了医学的服务范围，也扩大了医务人员与社会各方面的联系。例如传染病预防、流行病调查、职业病防治、疾病普查、群众保健等，这加强了医疗机构与社会各阶层、各行业、各部门的紧密联系，有助于营造和谐的医社关系。

三、医社关系的矛盾及调节

1．引发医社关系矛盾的因素

建立良好的医社关系是有效满足社会对医学期望的关键。然而在现实的医疗活动中，依然存在着一些导致医社关系矛盾的不和谐因素。

（1）医疗卫生服务模式

随着社会的发展以及人们生活水平的日益提高，人们对健康有了更高的要求。但由于医疗卫生服务组织结构与体系运作的封闭性、医疗卫生服务专业性与技术的密集性、医疗卫生服务信息的不对称性等，导致当前的医疗服务在数量、范围、结构、类型、质量上都无法及时有效地满足人民群众日益增长的健康需要，也不能满足现代生物—心理—社会健康理念下社会对医疗卫生服务的期望。例如，在临床上，由于医学分科越来越细，医护人员对于专科以外的其他专业，甚至同一专业的不同研究方向都知之甚少，医务人员往往只注重患者的具体疾病，而忽视影响患者的社会、心理、环境等制约因素，从而造成诊断、治疗的局限性。

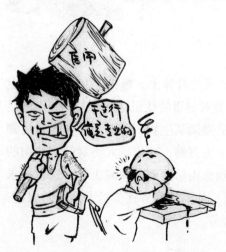

（2）生存环境与不良的生活方式

不断恶化的人类生存环境，可造成疾病的发生、传播与流行，而疾病的流行又可引起一系列的社会问题。如性病、结核病、艾滋病等危害人群健康的传染病的发生、发展、预防和治疗，绝不仅仅取决于梅毒螺旋体、结核杆菌等生物病原学的研究及抗生素、抗结核药物和治疗手段的应用，更重要的是取决于人们的经济水平、生活方式等社会因素，正如德国病理学家魏尔啸所指出的："社会、经济及政治因素和物理、化学、生物因素一样，也加剧了疾病的发生和发展。"由于社会节奏加快，社会竞争加剧，社会负面影响增多，这些因素严重影响了人的正常生活方式，从而对人的心理、身体产生了重大影响，如吸烟、酗酒、饮食过度、吸毒、纵欲、赌博、早恋和长期熬夜等不良的生活方式已成为引发疾病和死亡的主要因素。

（3）行为异常

行为异常表现在两方面：一是指医务人员与非医务人员的行为异常。在医疗卫生实践中，医务人员医德行为失范，导致患者病情恶化或死亡，损害了患者的利益；非医务人员行为异常表现为对医务人员的诊疗工作不配合，当患者要求得不到满足，或发生医疗事故时，患者家属、亲友、邻居无理取闹，谩骂医务人员等，干扰了医院的正常工作秩序。二是医疗集体与非医疗集体行为异常。医疗集体行为异常主要指有些医院只注重经济效益，加重患者负担，影响了医疗质量，危及患者的安全，对社会也产生了严重的负面影响。非医疗集体行为异常主要表现为：有的企业、单位违反有关规定，向自然环境排放大量污染物、有毒气体和粉尘，使环境及有关生活资料受到污染，这严重威胁人类健康。这种种异常因素，容易产生蝴蝶效应，导致医社关系冲突不断。

（4）医学高新技术应用中的难题

生命科学的发展，医疗技术的进步，使人类的生命健康不断得以改善，但是这些新的医疗技术设备广泛应用于临床的同时，也给人类带来了许多新的问题。例如，高新技术一方面提供了维持生命的有效手段，有效地为患者解除病痛，提高了生命的价值；但另一方面滥用高新技术却使生命的质量相对降低。如凭借高新技术及其设备，可以使持续性植物状态（PVS）患者和严重先天性缺陷新生儿生存下去。但低质量生命的存在，不仅增加了患者弥留之际的痛苦，而且浪费了大量宝贵卫生资源，给家庭、社会带来巨大精神和物质负担。

知识链接：蝴蝶效应

美国气象学家爱德华·罗伦兹 1963 年提出著名的"蝴蝶效应"理论：南美洲亚马孙流域热带雨林中一只蝴蝶偶尔扇动几下翅膀，所引起的微弱气流对地球大气的影响随着时间的延长而增强，甚至可能在两周后引起美国得克萨斯州的一场龙卷风。"蝴蝶效应"理论告诉我们：尽管初始条件十分微小，长期效应却可能是巨大深远的。

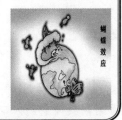

---

2. 医社关系调节的道德原则

医社关系道德原则可增强医院的社会责任，即医院逐步从院内医疗服务转向对整个社会提供医疗服务。2009 年出台的《中共中央、国务院关于深化医药卫生体制改革的意见》强调了医院，尤其是公立医院要增强其自身的社会责任。该文件开创性和突破性地提出了"以患者为中心"的社会责任模式。其具体内容包括：以维护社会公众健康为宗旨，以保护社会劳动生产力为目标，以追求社会效益为最高准则，满足人民群众基本医疗保健需要，保证人民群众公平享有医疗服务，建立覆盖城乡居民的基本医疗制度。提供公益性服务的医院，必须明确自身扮演的角色及承担的社会功能，明确活动范围及责任、义务。具体而言，医院及医务人员医社关系道德调整原则包括以下内容：

（1）社会公益原则

坚持社会公益原则包括两方面的含义：一是指当医务人员或医疗群体的利益与社会利益发生矛盾时，应兼顾二者。利益兼顾不成，则以社会公益为重。例如医务人员或医疗机构实施"代孕"技术，虽然满足了一些人想要孩子的愿望，也能为自身带来较大的经济利益，但由于它极容易引发一系列的伦理与社会问题，因此必须严格限制。二是指义务论与公益论发生矛盾时，应当坚持以社会公益为重。医疗卫生保健不仅为患者个体服务，还要为整个社会服务。我国实行的计划生育政策、禁止近亲结婚、婚前体检等，就是以社会公益为重的具体体现。

（2）互惠互利原则

医疗卫生机构与社会各行业之间形成的横向联系，是一种互相依赖、互相补充的社会关系。医疗卫生机构的生存与发展，依赖于其他社会组织的生存和发展。医疗卫生组织积极参与计划生育与优生服务，进行疾病预防、老年保健和环境保护等活动，促进了民族素质的提高、社会经济的发展，乃至整个社会的进步；反之，其他社会行业又为医疗卫生机构提供了丰富的物质条件和良好的社会环境。因此，在处理医疗机构与社会各行业之间的关系时，应树立"我为人人，人人为我"的道德理念，坚持互惠互利的原则。

（3）社会效益原则

长期以来，人们往往单纯强调卫生事业的福利性一面，而忽视卫生事业的经济效益，结果导致卫生事业体制单一化，经济效益差，加上总的投入不足、医疗成本上升等原因，医院的生存和发展面临很大的困难，这直接影响了医疗卫生事业的发展。在国家卫生经费投入根本改善之前，医疗卫生部门只有通过深化改革来求生存、求发展。当然，改革过程中要正确处理好社会效益与经济效益的关系，把患者的利益和国家利益放在首位，坚持社会效益与经济效益相统一、社会效益优先原则，使医疗卫生部门充分发挥其应有的社会功能。

第2节　老年医疗保健道德

【案例6-2】　据联合国预测，1990—2020年世界老龄人口数量年均增长速度为2.5%，而同期我国老龄人口数量的递增速度为3.3%。到2020年，我国65岁以上老龄人口数量将达2.48亿人，约占全世界老龄人口数量的31%。老年人身体抵抗力差，疾病多，这对医疗资源提出了挑战。据推算，2008—2020年，老年人口比重每上升1个百分点，床位就需增加2.75万张，医务人员数量需增加1.38万人。

讨论与思考：人口老龄化速度加快会给社会医疗服务带来哪些问题？

随着我国人口老龄化进程日趋加快，老年保健问题已成为广大医务人员和医疗机构普遍面临和必须解决的社会问题。尊老敬老是我国的优良传统，为了使我国的老人"老有所为，老有所乐"，我们必须将这一优良传统贯穿于"老有所医，老有所养"的过程中，搞好老年医疗保健，这也是医务人员和医疗机构应该承担的社会责任。

一、中国人口结构及人口老龄化现状

根据国际公认的标准，一个国家 65 岁以上的老年人占总人口的比例超过 7%，或 60 岁以上的老年人占人口的比例超过 10%，便被称为"老年型"国家。当前，全世界有 70 多个国家已进入"老年型"国家行列。

据统计，2016 年中国 60 岁及以上人口数量达到 2.31 亿，占总人口的 16.7%。预计到 2020 年，老年人口数量达到 2.48 亿，老龄化水平达到 17.17%，其中 80 岁以上老年人口将达到 3067 万人；2025 年，60 岁以上人口数量将达到 3 亿，中国将成为超老年型国家。由于 20 世纪 70 年代末，计划生育工作力度加大，预计 2040 年我国人口老龄化进程达到顶峰，之后，老龄化进程进入减速期。

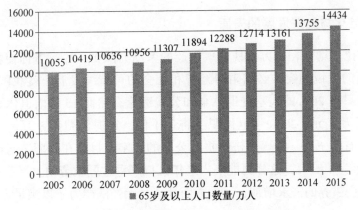

2005—2015 年中国 65 岁及以上人口数量变化趋势图

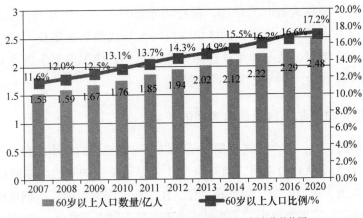

2007—2020 年中国 60 岁以上人口数量及比例变化趋势图

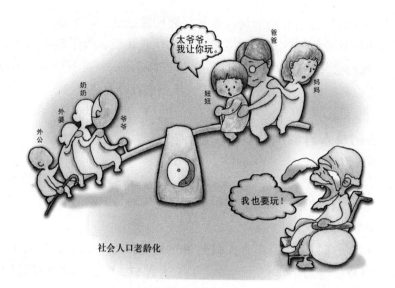

社会人口老龄化

　　人口老龄化标志着人类社会的巨大进步，是现代文明的具体体现。但是，人口老龄化也会给社会发展带来许多困扰，尤其像我国这样的发展中国家，在经济尚不发达的情况下，人口老龄化的加速到来，将为社会的可持续发展带来诸多的社会问题。

1. 人口老龄化与经济发展的矛盾

　　人口老龄化比例增大，一方面使从事生产的劳动力减少，另一方面使物质财富的消耗增多。这两方面的尖锐冲突，必然阻碍经济和社会的可持续发展。就我国而言，目前1.8亿多老年人中，只有20%的人享受退休金和公费医疗，然而15年内退休职工人数将翻一番，年退休费近万亿元，2030年退休职工将达1亿，年退休费用3万亿元。同时，在职职工人口比例却有所下降。据《经济日报》公布的数字，目前在职职工与退休职工之比为7∶1，而2030年为1.8∶1，这样可能陷入老年人口严重过剩但劳动力严重不足的困境：一方面老年人对社会供养的需求增加；另一方面社会又无经济能力予以满足。

2. 人口老龄化与医疗保障的矛盾

　　老年人口增加，患病人数必然增加，医疗需求必然扩大，医疗费用支出也随之上升。通常老年人的年平均医药费是年轻人的3倍。再加上现代高新医学技术对老年人生命的保护，往往使病残老人增多，从而加重社会和家庭的负担，使医院卫生资源分配困难，也将进一步加剧我国"看病难，看病贵"的紧张程度。

3. 人口老龄化与老年人自身价值实现的矛盾

　　随着老年人群的扩大，每个人老年期的延长以及家庭规模的缩小，对老年人的身心照顾已不仅是老年人个人或家庭的事情，而是整个社会必须关注的事情。如果社会能合理开发和利用老年人的人力、智力资源，为其衣、食、住、行、医和生活娱乐创造良好的环境和条件，则既能促进社会的发展与进步，又能保障老年人身心健康及社会、家庭的和谐稳定。

二、老年人的生理、心理及生活特点

对症下药，是医疗活动的基本要求。掌握老年人的生理、心理及生活特点是搞好老年医疗保健的前提与基础。

1. 生理特点

人一旦进入老年阶段，除了出现白发、秃发、手臂斑纹等外部特征外，机体生理功能也呈下降趋势，脏器和各器官的实质细胞总数慢慢减少，引起器官萎缩，导致人机体不可逆转的衰老。老年人的机体衰老化主要表现在：首先，器官储备能力降低，一旦出现过度劳累及心理紊乱，则极容易导致疾病的发生；其次，体内环境稳定性降低，机体功能失衡，免疫力下降，很小的波动都会导致异常反应；最后，感染防御能力降低，成为病原体感染的易感者。

2. 心理特点

人进入老年阶段后，常出现体弱气微、精神不足、反应迟缓、视力下降等情况，有不及当年的感觉，于是把自己看成是家庭的负担、社会的累赘。心理衰老的表现有：第一，记忆力衰退，想象力衰退，但幻想增多；第二，思维迟缓，但敏感多疑；第三，对一般事物刺激趋向冷漠，反应能力下降，但对生活刺激反应敏感，易产生死亡感；第四，喜欢凭老经验办事，容易对生活失去信心，进而由绝望走上自杀之路。

3. 生活特点

随着年龄的增长，老年人生理、心理老化，必然形成不同于其他年龄群体的生活特点：第一，逐渐从劳动职业活动中退出。与此相应的是劳动收入的丧失或减少，大多数老人消费受到一定的限制。第二，社会政治活动明显减少。相应的是与社会接触减少，人际交往的频率显著降低，容易产生孤独感和失落感。第三，家庭生活成为活动的主要内容。家庭是活动的主要场所，家庭成员成为老年人生活的主要伙伴。因此，家庭生活的好坏直接影响老年人的生活质量。

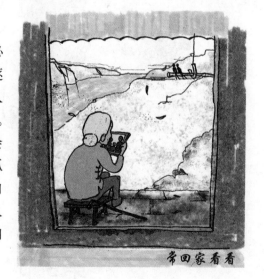

常回家看看

三、老年医疗保健的道德要求

在老年期，由于上述生理、心理和生活方式的变化，使得老年人患上各种疾病的概率增多，这也对老年医疗保健提出更高的道德要求。

1. 未雨绸缪，积极推动

在我国老龄化社会来临之际，卫生行政部门必须未雨绸缪，积极推动并成立老年卫生专管机构，构建老年疾病防治工作网，建立老年疾病中心、老年疾病门诊及老年疾病专科医院，设立家庭病床及老年疾病档案，建立社区医务人员或全科医师定期巡诊制度，最大限度地保障老年人的身心健康。同时，医务人员还必须积极开展老年疾病研究，推动老年医学发展，努力为老年人的身心健康服务。

2. 真诚尊重，高度关心

由于老年人生理、心理的特殊性，医务人员在治疗时必须诚心、热心、耐心、虚心地对待老年患者，尊重老年患者的人格和生活习惯，不能故意疏远和嫌弃老年患者。对老年患者要有儿女般的爱心情感，热心帮助患者排忧解难，尽量满足其合理的身心需求。在诊治老年患者的过程中，要耐心倾听患者的叙述，耐心解释有关医疗信息和要求，对乱发脾气、无故吵闹的老年患者也应忍让宽容、冷静对待；对老年患者合理的意见和要求，要充分予以接受，尽可能满足；对老年患者不恰当的意见或误会，应和蔼地解释、说服，达成相互理解和信任。

3. 明察秋毫，认真诊治

由于老年患者患慢性病者居多，病情反复多变，需要长期采用综合性的医疗措施，因此，医护人员应具有高度的同情心和责任感，仔细观察病情，慎重选择医疗手段，用精湛的医术为患者服务，做到认真负责、一丝不苟、准确无误，不仅使患者满意，也使其家属和其他各方面都满意。

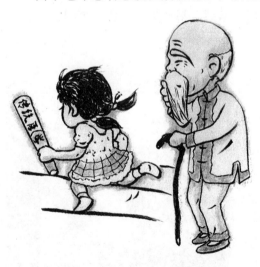

4. 医教结合，指导保健

医务人员应通过宣传、咨询、讲座等多种形式，大力普及老年病防治知识，进行老年健康教育，推广科学的养生之道，提高老年人的自我保健意识，鼓励老年人加强营养，劳逸结合，活跃思维，心境平和，保持晚年身心健康。

第3节　预防医学道德

【案例6-3】 2005年，原卫生部共收到全国30个省、自治区、直辖市（不包括西藏、港、澳、台）各类职业病报告12212例，其中尘肺病例报告9173例，占75.11%，尘肺病例死亡966例。尘肺病例数据分析表明，尘肺发病工龄在缩短。21个省共报告接尘工龄在2年以下的尘肺病例 211 例，最短接尘时间不足三个月，平均发病年龄 40.9 岁，最小发病年龄 20 岁。1971 例实际接尘工龄在 10 年以下，占 21.49%。急性尘肺集中发生在金矿采挖、石英砂粉碎和坑道工程建设等行业，主要分布在浙江、广西、青海、安徽、湖南、贵州和甘肃等地。通报显示，截至 2005 年，中国的尘肺累积病例为 607570 例，其中存活患者为 470089 例（引自 2006 年 4 月《原卫生部等通报中国职业病防治情况及今后重点工作》）。

讨论与思考： 在生产劳动中，哪些职业易接触粉尘？如何预防生产性粉尘导致的人体健康损害？

朝鲜四象医学创始人李济马认为，"三军之行，无虑荡荡则败，有备正正则胜。救病千万，以两言决之，曰：莫如预防二字"。中国工程院院士钟南山认为，"在我们这个岗位上，做好防治疾病的工作就是最大的政治"。医务人员和医疗卫生机构积极发展和运用预防医学防病、治病，维护公共卫生安全，促进环境保护，既是职责所在，也是构建和谐医社关系的重要体现。

一、预防医学概述

1. 预防医学的含义

预防医学是卫生事业的重要组成部分，它与临床医学、基础医学和康复医学组成现代医学科学的四大支柱。预防医学是以人群为主要研究对象，以环境—人群—健康为模式，以预防为主的观念为指导思想，运用生物医学、环境医学和社会医学等理论和方法，探讨疾病在人群中发生、发展和转归的规律，以及自然因素和社会因素对人群疾病和健康的影响规律，从而制定群体防治策略和公共卫生措施，并在实践中不断完善，以达到预防疾病、促进健康和提高生活质量目的的学科。

预防医学是从医学科学体系中分化出来的，它是研究预防和消灭病害，讲究卫生，增强体质，改善和创造有利于健康的生产环境和生活条件的科学。预防医学与临床医学不同之处在于它是以人群为对象，而不仅限于以个体为对象。医学发展的趋势之一，即从个体医学发展到群体医学，今天许多个体医学问题的真正彻底解决离不开群体医学方法。

预防医学研究的主要内容有：为卫生行政部门制定卫生防疫工作规划提供有关数据、信息，组织制定卫生政策，指导预防工作的开展；开展传染病、寄生虫、地方病、职业病等的预防工作，对原因不明的疾病进行流行病学调查及灾后的卫生防疫工作；预防生物因素引起的传染病、地方病等，同时还要预防环境、社会和心理因素引起的疾病，维护社会安定和生态平衡。

2. 预防医学的基本特点

（1）社会性

预防医学工作服务对象主要是人群，不是个体患者。它预防传染病、地方病、职业病，

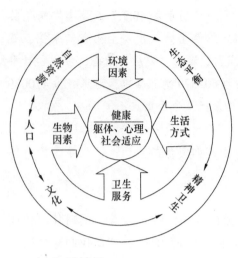

保护环境，预防因环境破坏而引发的疾病，制定预防疾病流行的对策并组织实施。经济全球化使社会人员流动性增大，疫源传播速度增快，这就要求预防医学工作者必须争取全社会的支持，大家共同努力，协同应对。

（2）多学科性

预防保健医学涉及生态学、地质学、遗传学、社会学、管理学、伦理学等多种学科。它面对的是社会人群整体，涉及人类疾病与自然、社会的关系。因此，需要多学科工作者的团结协作、各部门的配合。

（3）时效性

"时间就是生命"，2003年严重急性呼吸道综合征（severe acute respiratory syndrome，SARS，在中国也被称为非典型性肺炎）在我国的传播再次验证了这条真理。"预防为主"，这是由疾病发生、发展和治疗规律及因果联系决定的，唯有遵循这一规律，把时效性体现在具体的预防工作中，才能在人体健康受到威胁的时候最大限度地抵御疾病的侵扰，做好病前预防，保障人的长久健康，才能真正达到维护人类健康的目的。

3. 预防医学的道德原则

（1）全社会参与原则

要达到预防疾病、促进健康和提高生活质量的预防医学目的，不能单靠预防保健人员的孤军奋战，而要依靠政府、社会、团体和公众的广泛参与才能实现。因此，预防医学要坚持全社会参与的道德原则。

（2）社会公益原则

预防医学面向的是社会人群，因此在处理社会各种利益关系时，预防人员要坚持社会公益原则：坚持个人利益服从社会利益，把社会利益放在首位；坚持局部利益服从全局利益，眼前利益服从长远利益，把全局、长远利益放在首位。

（3）社会公正原则

相对于全国人民的健康需要而言，医疗资源依然十分稀缺。这就要求卫生政策的制定、医疗资源的分配以及信息的公开等都要坚持社会公正原则，这样才能体现对人群、社会负责的态度。

二、预防医学某些领域中的道德要求

1. 环境保护的道德

生态环境是人类赖以生存的基本条件。然而由于人类活动的干扰，环境的组成或状态发生了变化，甚至产生了"环境激素污染"，损害了人体健康，严重的甚至会危及人的生命。资料显示，在发展中国家，80%～90% 的疾病和 1/3 以上死亡者的死因都与受细菌感染或受化学污染的水有关。作为全心全意为人民身心健康服务的医务人员和医疗机构，更应义不容辞地担负起环境保护的道德责任，坚持以人为本和科学发展观的理念，自觉遵循以下医德要求：

（1）提高全民环境保护意识

医务人员和医疗机构除了以身示范，自觉遵守环境保护的法律、法规外，还应利用他们在人们心中的特殊地位，广泛开展环境保护的宣传教育活动，提高全民族的环境意识和环境道德观念，使人们深刻认识保护环境的重要性及现实意义。

（2）做好监督、监测工作

预防医学工作者应加强与环保部门的合作，加大对环境的监测力度，定期对有关企业进行预防性的监测工作，对污染物超过规定标准的单位，要依法进行监督，按照相应的法律程序，责令其限期治理。

（3）积极开展防治环境污染的科学研究

为了保护和改善人类生存环境，预防医学人员要刻苦学习专业技术，深入调查研究，积极开展防治环境污染的科学研究，充分掌握环境污染及其危害的规律，在提高疾病防治水平的同时，保护和改善我们生活的环境。

知识链接：环境激素

环境激素（environmental hormone）指环境中干扰生物体内分泌系统的化学物质，这些物质可模拟体内的天然激素，与激素的受体结合，影响身体内激素的量，使内分泌系统失调，进而影响生殖、发育等功能，甚至有引发恶性肿瘤与生物绝种的危害。

---

2. 传染病防治的道德要求

传染病是指致病性病原体（如病毒、细菌、立克次体、衣原体、支原体、原虫等）通过各种途径感染人体而引起的传染性疾病。预防人员要本着既对患者负责，也对社会负责的精神，采取积极措施，切断传播途径，保护易感人群，坚决防止疫病的扩散和蔓延，这对保持社会安定、促进社会发展具有重要的意义。

（1）医务人员要有无私奉献的精神

医务人员在防治传染病的过程中，要态度和蔼，尊重患者，关心患者，耐心说服患者，以解除患者的心理压力和不良情绪，帮助患者树立战胜疾病的信心和勇气，同时认真做好消毒隔离和自身防护工作，避免交叉感染，认真处理污水和污染物品，切断传染病的传播途径。在工作中，医务人员还要有不怕苦、不怕累的奉献精神。

（2）保护易感人群，防止疫病的扩散

在疫情出现后，医务人员要按照流行病学原理采取有效措施，最重要的是要采取以"收治、隔离、治疗和诊断疑似患者，认真查找、隔离、观察密切接触者"为主要内容的综合防治措施，真正做到早发现、早报告、早隔离、早治疗，同时加强人工免疫和计划免疫措施，保护易感人群，坚决防止疫病的扩散和蔓延。

（3）认真贯彻和执行《传染病防治法》

2004 年 8 月 28 日，全国人民代表大会常务委员会通过了新修订的《传染病防治法》。新法明确禁止非法采血，首次就艾滋病的防治作出规定，严禁反复使用一次性医疗器具等。我们要认真贯彻和执行新修订的《传染病防治法》，做好预防医学工作。

三、预防医学的道德要求

预防医学涉及的领域十分宽泛，虽然每一领域都有具体的道德要求，但事物是普遍联系的，个性当中也有共性。一般而言，预防医学工作者除应具有扎实的专业知识和技能外，还应具有高尚的道德品质和崇高的思想境界。

1．热爱预防，勇于奉献

预防医学工作者要充分认识预防工作对维护广大人民健康的重要意义，树立"大卫生"观念，热爱预防事业，把社会和人民的利益放在第一位，甘当无名英雄，不计个人名利。预防工作者在抗击疫情的时候，要具有不怕牺牲的奉献精神，深入疫区，认真查找、隔离、观察密切接触者，保护易感人群，科学面对病原体，最大限度防止疫病的扩散和蔓延，竭尽全力履行救死扶伤的卫生职业道德。

2．主动服务，高度负责

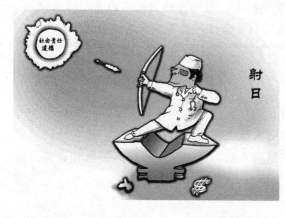

预防医学直接面对的对象主要是健康群众，他们大都没有主动求医的意识。在疫情暴发的时候，出于抗击疫情、保护群众的需要，有时必须对一些群众进行调查或采取隔离措施，这往往使他们感觉不适，甚至产生抵触情绪。预防医学工作的时效性与紧迫性，决定了预防工作者必须及时主动上门，耐心地做好宣传说服工作，以获得群众的支持。同时，面对相对稀缺的医学资源，医务人员应具有高度的责任感，公正地分配医疗卫生资源，最大限度地保障人民群众的身体健康。

3．刻苦钻研，提高技能

随着科技的进步，预防医学正向纵深发展，涉及社会、心理、自然三大领域，这对预防工作者的知识结构、工作能力提出了更高的要求。预防工作者要真正维护、促进人的健康，仅凭一腔热忱是不够的，还需及时了解现代预防医学知识和技能，自觉加强业务学习，不断完善自己的知识结构，提高业务技能。由于预防工作具有前瞻性，预防工作者要居安思危，善于发现问题，科学调研，刻苦钻研并果断做出行动。只有不断学习，才能更好地胜任本职工作。

4. 团结一心,相互协作

预防工作是一项艰巨而复杂的系统工程,单靠卫生机构人员是难以取得最好成效的,必须协调好与社会各方面的关系,坚持全社会参与的原则,充分发挥集体的力量,这样才能保证预防保健工作的顺利进行。无论是 2003 年的 SARS 还是 2009 年的甲型 H1N1 流行性感冒,都是对整个中华民族的严峻考验。在这场考验面前,中华民族所表现出来的凝聚力、责任感和不屈不挠的抗争精神,足以让我们感到欣慰和自豪。

思 考 题

1. 简述医社关系的伦理要求。
2. 试述人口老龄化及其道德要求。
3. 预防医学的特点及道德原则是什么?

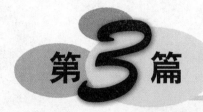

第**3**篇

临床医疗实践伦理

　　临床诊疗道德指医务人员在诊疗过程中处理好各种关系的行为准则，是医德原则、规范在临床医疗卫生实践中的具体运用，也是衡量医务人员道德水平高低的重要尺度。它包括临床诊疗道德和临床护理道德。其中，临床诊疗道德包括问诊道德、体格检查道德、辅助检查道德、手术治疗道德、药物治疗道德和心理治疗道德等。每一项临床诊疗工作都有其特殊的道德要求。医务人员要依照这些原则和要求，规范自己的诊疗行为，尽可能避免临床实践过程的不良行为，以利于患者的健康。

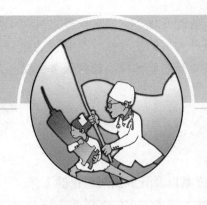

第7章 NO.7

临床诊疗道德

临床诊断是指医务人员通过采集病史、体格检查以及相关的辅助检查等手段，收集、整理患者的病情资料，并借助医学专业知识对患者病情进行分析、归纳和判断的过程。临床治疗是指医务人员通过药物、手术、心理和康复等多种措施，促进患者早日康复、减轻痛苦的过程。在临床医疗实践中，诊断与治疗通常被人们放在一起，合称为临床诊疗。在临床诊疗实践过程中，医务人员必须坚持临床诊疗的道德原则，并遵循临床诊疗各环节的道德要求。

第1节 临床诊疗的道德原则

【案例7-1】 患者，女，演员，20岁，因右侧乳房有硬结而至医院就诊，活检证实为乳腺癌，必须行"右侧乳房全切术"。院方在取得患者及其父母同意后，立即施行手术。术中对患者左侧乳房做了速冻活检，结果为"乳腺良性肿瘤，伴有腺体增生"，有癌变危险，故主刀医生又为患者做了"左侧乳房切除术"。术后患者认为医生未经本人同意，切除左侧乳房，造成其精神上的压力，要求追究院方及医生的责任，双方发生争议。

讨论与思考： 医患双方发生争议的关键是什么？它带给医务人员的伦理启示是什么？

临床诊疗工作是临床医学的主要内容和表现形式。它既是医学伦理原则、规范在临床医学中的实际应用，也是医学伦理和医疗技术和谐统一的逻辑起点。因此掌握临床诊疗道德原则，明确有关临床诊疗道德要求，对更好地协调医患关系、提高诊疗质量等都具有极其重大的现实意义。

一、临床诊疗道德的含义

临床诊疗道德指临床诊疗实践活动中处理各种医患人际关系以及做出诊疗决策时应遵循的道德原则与规范的总和。它是医学伦理学的一般原则和规范在临床实践中的具体运用，是医务人员职业道德水准的集中表现。伴随着医学模式从生物医学模式向生物—心理—社会医学模式的发展变化，临床诊疗道德的特点也随之发生显著的变化。它要求医务人员在临床诊疗过程中既要关注疾病，又要重视患者；既要发挥医务人员的主导性，又要调动患者的主体性；既要维护患者的利益，又要兼顾社会公益；既要开展躯体疾病诊疗服务，又要开展心理和社会服务。

二、临床诊疗道德的原则

临床医务人员的具体任务是诊断疾病、制定并实施治疗方案以及开展预防、保健工作。由于临床诊疗工作具有诊疗手段的两重性、工作对象的特殊性、患者需求的多样性等特点，因此在临床实践工作中要遵循一定的道德原则，将有助于医务人员在临床诊疗过程中正确处理诊疗中的道德问题，提高医疗质量，改善医患关系，恢复患者健康。

1. 患者第一的原则

救死扶伤、治病救人是医务人员唯一的信条，所以在临床工作中一切为了患者，急患者之所急，想患者之所想，将患者的利益放在第一位，是医务人员必须遵守的最基本的道德原则。贯彻这一原则，医务人员必须做到：

（1）平等相待，一视同仁

在临床诊疗过程中，患者无论是什么人，都应从诊治疾病的需要出发，热情接待，关心体贴，认真负责，周到细致，不能因患者的社会地位、贫富、年龄、外貌、亲疏关系等厚此薄彼。

（2）维护患者的医疗权利

享受医疗是公民的基本权利，医务人员不得以任何借口拒绝患者合理的求医要求。如因客观原因不能满足患者要求时，应耐心地做好解释工作，以求得患者的理解。

（3）全心全意，一心赴救

为了患者的生命与健康应竭尽全力，认真负责，精心诊治。切不可粗心大意，工作拖拉，造成差错事故。

2. 最优化原则

最优化原则指在诊疗方案中，以最小代价获得最大效果的决策。在临床工作中，最优化原则是最普通的诊疗原则，也是最基本的诊疗原则。最优化原则要求医务人员在进行临床思维和实施诊疗方案时，根据实际情况，因人、因病、因时、因地而异，在保证医疗效果的前提下，在医疗技术所允许的范围内选择痛苦最小、耗费最少、伤害最小、疗效最佳的诊疗手段。最优化原则的内容主要有以下几点：

（1）痛苦最小

在保证治疗效果的前提下，采取的诊疗措施应尽可能地减轻患者的痛苦，包括疼痛、血液损耗、体力消耗等。有些特殊检查如腰椎穿刺术，只能在必需并有保护措施的情况下开展；有些必须使用但又有明显伤害的治疗措施如截肢，应反复权衡，不到万不得已，绝不实施。

（2）耗费最少

在保证疗效最佳的前提下，应尽量减轻患者的经济负担和减少社会医药资源的消耗。在当代医学发展所面临的诸多问题中，医疗费用不断上涨是最为严重的问题之一，其中一个重要的原因就是不断有新的、更加昂贵的药物和诊疗器械投入临床应用。临床诊疗的道德原则明确要求医务人员应慎重选用那些新药物和新技术，以免给患者造成沉重的经济负担，因为沉重的经济负担甚至会使患者陷入绝望的境地。

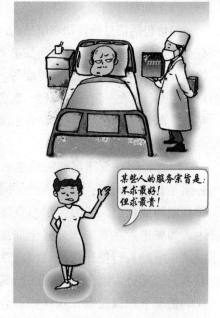

（3）伤害最小

临床诊疗措施都有"双重性"，即任何诊疗手段都可能对患者造成一定的损害或产生一定的痛苦。因此，医生在选择诊疗措施时，必须慎重考虑病情及其承受能力，尽可能避免或减少诊疗手段的"副作用"。

（4）疗效最佳

指诊疗效果在当时的科学发展水平条件下是最佳的，或者在一定限制条件下是最佳的。其中包括诊断检查方法最佳、治疗措施最佳、选用药物最佳、手术方案最佳。疗效最佳应当建立在最小伤害的基础上，或者说要在效果相当的情况下选择最安全、伤害最小的诊疗方法。对必须使用但又有一定伤害或危险的治疗方法，应尽力使伤害减小到最低限度，并保证患者生命安全。

3. 知情同意原则

知情同意原则指医务人员为患者提供详细的关于疾病诊断和治疗的各种信息，患者在权衡利弊后，对医务人员推荐的诊疗方案做出同意或否定的决定。这是当今医疗领域广泛使用的争议最大的、问题最多的临床诊疗最基本原则之一。知情同意原则包括两部分内容：一是知情；二是同意。

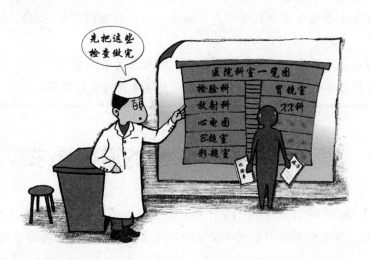

（1）知情

知情包括信息的告知和信息的理解两方面。一方面，由于医患双方信息不对称，医务人员有责任提供足够的有关信息，如患者的病情性质、程度、治疗方案、进程、预后以及治疗的有效性、成功率、副作用、并发症等。另外，由于患者或患者家属的文化素质、理解能力等方面与医务人员存在一定的差异性，医务人员应最大限度地采用患者能够理解的语言或方式来提供完全、真实的信息。不能以患者不能理解或理解困难为由，简化或省略知情同意过程。

（2）同意

同意，即在获知足够的信息后，患者或家属做出同意或不同意的决定。这里指的同意必须是真正的同意，也就是说，同意必须是在自由意愿的情况下表达出来的，不能是因为受到威胁或强迫，或因为害怕身体、精神或经济上的危害或损失而做出的非自由意愿的表达。如果患者是丧失部分或全部意识能力和行为能力的成年人，或者是未成年人，则可以由第一监护人行使知情同意权。在特殊情况下，也有知情同意例外，如突发事故中昏迷的患者，或无行为能力但又无法与其亲属取得联系的患者，此时医方只能在没有得到同意授权的情况下积极抢救，这样做符合伦理原则，应得到伦理和法律的支持；相反，如果医方以无法得到知情同意授权为托词，推卸抢救责任，则恰恰是与医学伦理原则相违背的。

4. 协调一致原则

协调一致原则指在诊疗过程中，医务人员之间以及各科室之间应密切协作，相互配合。现代医学的发展，使得医学技术的专业化程度越来越高，分工越来越细，医务人员之间的密切合作已成为提高医疗质量的关键。所以，每一位医务人员都要树立整体观念，团结协作，密切配合，以发挥专业间的互补作用，使患者得到最佳的诊疗。要防止医务人员之间互不通气、互不服气、互相推诿和互相拆台，以免给患者的诊疗带来困难和不良的后果。

医德典范：推诚结仁爱——梁益建

他以妙手和仁心，打开患者被折叠的人生。他用两根支架矫正患者的脊梁。他自诩"小医生"，却站上医学的巅峰。他就是四川省成都市第三人民医院骨科主任梁益建，他亲自主刀挽救上千个极重度脊柱畸形患者的生命，成为国内首屈一指的极重度脊柱畸形矫正专家。

他处处为患者节省费用，常为患者捐钱，四处募集手术费用，他让温暖传递，让爱心汇聚，让贫困患者挺直脊梁的同时，感受到中华复兴的美好前景。

第2节　临床诊断的道德要求

【案例 7-2】 2007 年 11 月 21 日 16 时左右，孕妇李某因难产由男子肖某送至北京市朝阳区某医院住院，肖某自称是孕妇的丈夫（后经派出所查实，两人确为合法夫妻）。面对身无分文的夫妇，医院决定为其免费入院治疗。经检查，李某难产，生命垂危，必须立即行剖官产手术。但此时，丈夫肖某却坚决拒绝在剖官产手术通知单上签字，焦急的院方和众多医生、护士束手无策，在抢救了 3 个小时后（19 点 20 分），医生宣布孕妇经抢救无效死亡。

讨论与思考：在此案例中，医院和患者家属分别该负什么责任？医院和患者家属分别违背了哪些临床诊疗道德要求？

临床诊断的结果作为临床治疗的客观依据，直接关系到患者的治疗效果。在诊断过程中，医务人员不但需要掌握丰富的医学知识，而且需要具备高尚的医德，这二者都是及时、准确对疾病做出诊断必不可少的重要因素。

一、询问病史的道德要求

询问病史，即问诊，就是医务人员通过与患者或家属的交谈，了解疾病的发生和发展过程、诊治情况以及患者既往的健康状况等信息。通过全面的问诊获取完整的病史资料是诊断疾病最重要的依据之一。忽视问诊，采集病史粗疏，对患者疾病了解不够确切，势必造成漏诊或误诊。

在问诊过程中，应遵循以下道德要求：

1. 仪表端庄，态度认真

医务人员的举止、态度会直接影响与患者的沟通与交流。仪表端庄、态度真诚、表情和蔼以及恰到好处的肢体语言，可以使患者产生信赖感和亲切感，有利于患者倾诉病情，告知与疾病有关的真实信息，从而获得全面、可靠的病史资料。医务人员重视仪表在我国有着悠久的文化传统。如孙思邈在《千金要方·大医精诚》中就要求医务人员"澄神内视，望之俨然。宽裕汪汪，不皎不昧"。反之，如果态度冷漠，举止轻浮，或敷衍塞责，动则训斥，就会使患者产生压抑情绪，甚至产生不信任感和反感，增加患者的精神负担，结果形成一种简单、刻板的问答或交流，难以获得有效的信息，从而影响疾病的诊断，甚至造成漏诊或误诊。

2. 说话和蔼，语言通俗

问诊是通过语言来进行医患之间的情感交流和信息沟通的过程，沟通交流是关系病史采集质量的一个重要环节。语言通俗易懂，简单明了，朴实热情，能使患者增强信心并感到温暖，有利于患者的理解与沟通，也有利于医务人员迅速、准确地掌握病情。问诊要注意尽量避免使用专业术语、英文缩写等词汇，也不能故弄玄虚、神秘莫测地与患者交

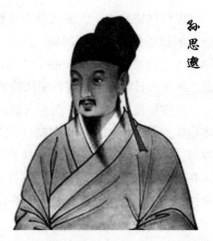

孙思邈

谈，更不能语言生硬甚至恶语相讥，这些都会引起患者的不信任感，造成交流障碍，从而给病史的采集带来困难，甚至导致医患纠纷。

3. 耐心倾听，恰当引导

由于文化程度的差异，有的患者对病情的描述可能比较清晰，而有的患者表达比较模糊。不管是哪种情况，医务人员都必须善于倾听、耐心倾听，鼓励患者毫无保留地说出病情，从而获得对诊断有价值的信息。当然，问诊时间有限，当患者的表达离题太远、漫无边际时，医务人员应引导患者转到与疾病有关的问题上来，并且根据患者描述的主要问题进一步询问。在问诊中，医务人员要避免有意识地暗示或诱导患者提供自己希望出现的信息，以免出现误导。

4. 专心致志，慎言守密

医务人员在询问病史时动机要纯正，要专心倾听，要紧紧围绕与疾病诊断相关的问题进行交谈，与疾病无关的情况一概不问。不能借问诊之际，有意夸大病情，恐吓患者，以示自己医术高明或意图实现自己其他目的，这些做法都是不道德的。另外，要严格为患者保守秘密，不能到处传播患者的病情，以免造成患者及其家庭的痛苦和不幸。在询问病情的过程中，一旦发现严重病症，一般不要直接告诉患者，待确诊后通知其家属或单位，尽量减轻对患者的不良刺激。

二、体格检查的道德要求

体格检查指医务人员运用自己的感官和简便的诊断工具，对人体状况进行检查的方法，是诊断疾病的必要步骤。全面系统的体格检查对正确诊断有着极其重要的意义，而医务人员的业务技术水平和患者的密切合作是确保体格检查顺利进行、检查结果真实可靠的重要条件。在体格检查中，应遵循以下道德要求：

1. 知情同意，尊重患者

进行体格检查，医务人员要接触患者的身体，不仅会引起患者的不舒适感，还会涉及患者的隐私和个人尊严问题。因此，医务人员在决定使用体格检查措施时，应事先明确告知患者进行检查的意义、必要性和注意事项，耐心解释，征求患者的同意。如果患者不同意，医务人员不得强行进行体格检查。

在体格检查过程中，医务人员要始终保持严肃，万万不可"多语调笑，谈谑喧哗"。对体检中遇到的一切情况，包括生理缺陷，应为患者保密。对异性患者，要尊重社会公认的习俗，不做不当的检查；除特殊情况外，对异性进行体检必须有其他医务人员和护士或家属在场，不许单独检查异性；在体检过程中，要采取有效的隔离措施，保持检查空间的私密性；不得过于暴露患者身体，不得随意扩大检查部位。

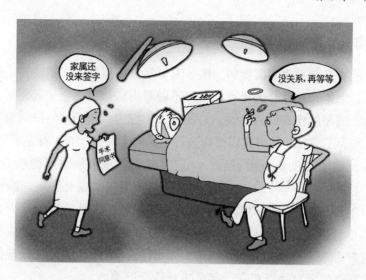

2. 全面系统，认真细致

医务人员要严格按照体格检查规范，按一定的顺序全面体检，不能主观臆断，不能放过任何疑点。不经过全面、细致的检查，往往容易忽视许多有价值的阳性体征。任何不查、漏查、误查行为，都会引起检查结果的误差，影响疾病的诊断。对于模棱两可的体征，要反复检查或请上级医务人员检查；对于危重患者，要根据病情，扼要重点检查，待病情稳定后，再进行补充性检查。

3. 关心体贴，减轻痛苦

医务人员应尽最大努力避免给患者增加痛苦，这是体格检查的基本道德要求。体格检查中某些方法和手段本身就具有一定的刺激性和伤害，如阑尾炎的腹部压痛和反跳痛。医务人员在检查时应关心体贴患者，选择适当的体位、准确的检查手法，动作轻柔，避免反复刺激，尽量减少患者的痛苦。

三、辅助检查的道德要求

辅助检查分为实验室检查和器械检查，它们对明确诊断、观察病情、制定防治方案均有非常重要的诊断价值。随着现代科学技术的飞速发展，辅助检查的方法、手段日益完善，检查项目越来越多，为临床诊断提供了更多、更好的科学依据。但是，辅助检查也存在自身的缺陷和不足：首先，所有的辅助检查仪器都需要人来掌握和运用，任何仪器检查的结果需要人来检验、分析、判断；其次，疾病的复杂性、个体的差异性和仪器的局限性，决定了任何辅助检查结果只能是疾病诊断的参考依据；最后，对于部分有创伤性的检查，如内镜检查、造影检查等，在应用过程中，都可能给患者造成一定程度的损伤。

因此，在辅助检查诊断中，要遵循以下道德要求：

1. 合理选择，知情同意

选择的辅助检查必须是确实需要的。医务人员要根据患者的病情需要、患者的耐受性等因素有目的、有计划地选择适合的检查项目，不做对疾病诊治无意义或意义不大的检查。因怕麻烦，图省事，需要的检查项目不做，是一种失职行为；出于"经济效益"而进行"大撒网"式的检查，或为了满足某种研究需要而进行与疾病无关的检查，都是不道德的。

医务人员在确定了辅助检查项目后，一定要向患者或家属讲清楚检查的目的和意义，征得同意后再行检查。特别是针对一些比较复杂、费用较高或有一定危险性的检查，更要征得患者或家属的理解和同意。对骨髓穿刺、腰椎穿刺、内镜检查等检查，有些患者会因为惧怕疼痛或心生恐惧而拒绝检查，只要这些检查是必要的，医务人员应尽职尽责地向患者或家属做好解释和规劝工作，以便尽早确定诊断进行治疗。不负责任地任其自然发展而不做检查，或不顾患者反对强行检查，都是违背诊疗道德的。

2. 综合分析，正确判断

辅助检查可以使医务人员更深入、更细致、更准确地查明病情，从而为疾病的诊断提供重要依据。但是，任何辅助检查都会受到各种条件的严格限制，其结果反映的可能是局部表现和瞬间状态。因此，为了避免检查结果的局限性，必须将辅助检查的结果同病史、体格检查的资料结合起来综合分析，才能得到科学的、正确的判断。如果片面夸大辅助检查在诊断中的作用，就很容易发生诊断错误，给患者造成不必要的损失。

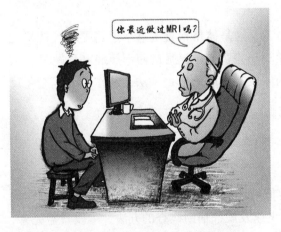

3. 减轻痛苦，维护尊严

辅助检查项目通常会使患者感到不适，甚至觉得难以忍受，医务人员应尽量做到操作规范，手法轻柔，并做好安全保护，不能让患者在遭受病痛折磨的同时，再遭受医疗器械的折磨。某些辅助检查项目要在特殊的环境中进行，这对医务人员的医德品质提出了特殊要求。尤其是对异性患者的检查，要有患者家属或其他同性医务人员、护士在场，医务人员应该严格按照操作规程进行检查，不得随意增加检查项目和扩大检查范围。

四、中医"四诊"的道德要求

望、闻、问、切四诊，是中医临床的基本诊察手段，它与辨证纲领一起组成了严谨的辨证论治体系，现今仍然是中医临床辨证施治的基本依据。临床应用"四诊"时，要求医护人员有高度的责任心、认真负责的态度、冷静的思维和准确的判断，否则就会"差之毫厘，谬之千里"，造成错诊和误诊。

为了排除医务人员主观因素的干扰，"四诊"对医务人员的道德要求主要有：

1. 安神定志

中医诊断疾病，非常强调安神定志。《素问·征四失论》早就指出，"精神不专，志意不理"是医务人员失误的重要原因之一。孙思邈在《千金要方·大医精诚》中明确提出："凡大医治病，必当安神定志，无欲无求，先发大慈恻隐之心，誓愿普救含灵之苦。"安神定志这一道德要求之所以为历代医务人员所重视，是与传统的"四诊"综合诊察手段的特点分不开的。

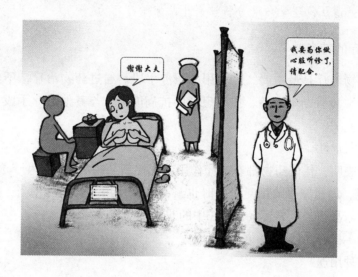

2. 实事求是

辨证是以症状为依据的，通过"四诊"所获得的症状是否客观，将直接影响到辨证的正确与否，进而影响治疗的正确与否。从道德角度看，医务人员"四诊"必须细致认真，这样才能获得客观真实的症状信息。

第 3 节　临床治疗的道德要求

疾病的治疗方法包括药物治疗、手术治疗、心理治疗和康复治疗等。在正确诊断的基础上，恰当的治疗措施是促进患者早日康复、减轻痛苦的关键环节，而各种治疗方法的效果与医务人员的道德素质有着密切的关系，因此，医务人员要使患者的各项治疗措施达到最佳效果，不仅要努力提高自己的医疗水平，而且还应严格遵守治疗中的道德要求。

一、药物治疗的道德要求

【案例7-3】 患者，男，60 岁，农民，因"咳嗽、发热伴进行性消瘦 1 个月，咯血 2

天"就诊。入院后明确诊断：继发性肺结核（浸润性）。入院后，医生给予抗结核及对症治疗，20多天后，患者咳嗽、发热等症状有所好转，肝功能复查指标也正常。遂转为门诊，继续给予异烟肼、利福平、吡嗪酰胺抗结核治疗。1个月后，医生嘱咐仍用上述药物治疗。2周后患者开始出现重度黄疸，极度乏力，意识障碍，到当地人民医院住院治疗，诊断为重型药物性肝炎。经抢救治疗无效死亡。随后患者家属将治疗医生告上法庭，起诉医生从未向患者及其家属告知抗结核药物的毒副作用，医生则辩称多次口头嘱咐患者复查肝功能指标。最后经法庭裁决，医生败诉，赔偿患者家属安葬费及精神损失费13万元。

讨论与思考：请从伦理学角度分析该医生临床治疗行为。

1. 药物治疗的特点

临床中，药物治疗是最主要、最常用的服务手段。通过药物治疗，不仅可控制患者疾病的发生、发展，还有助于调整、提高患者的抗病能力。与其他治疗手段相比，药物治疗具有以下特点：

（1）作用的双重性

药理学研究表明，任何药物都有治疗作用，能控制某些疾病的发生、发展，减轻痛苦，调整机体的功能，加速健康的恢复，同时也具有毒副作用。若用药不当，则可引起药源性疾病，造成不良后果，甚至导致案例7-3中的悲剧。

（2）用途的多样性

药物具有多种用途：

1）一种药物可以制成片剂、散剂、针剂、膏剂等多种剂型，通过口服、注射、外敷、灌肠等方式用于人体，使其发挥治疗作用；

2）一种药物可能适用于多种疾病，如阿莫西林适用于溶血链球菌所致上呼吸道感染，也适用于大肠埃希菌所致泌尿生殖系统感染；

3）多种药物可能对某一种疾病都适用，在药物治疗过程中，需要使用具有相适作用的多种药物联合治疗，如案例7-3中的结核病治疗的联合用药。

2. 药物治疗中的道德要求

由于药物治疗的双重性和用途的多样性，对临床医务人员在药物治疗中选择用药的途径、药物的种类提出了更高的职业道德要求，要求临床医务人员不但要具有扎实的临床医学知识，而且要具有良好的医学伦理道德修养。

（1）明确用药指征，谨慎合理用药

临床医务人员在为患者提供医疗服务过程中，要做到以下几点：首先，必须用自己扎实的医学知识及临床经验为患者病情做出符合临床思维逻辑的诊断；其次，根据临床诊断，结合治疗药物的性能、适应证、不良反应及患者自身情况明确用药指征，选择有效、经济、安全、可控的药物进行治疗；再次，对于某些疑难杂症，在诊断不能完全明确的前提下，根据患者病情及临床用药经验谨慎合理选择用药，及时反馈治疗效果及调整用药。

（2）杜绝滥用药物，选择道德用药

世界卫生组织药物依赖性委员会给滥用药物下的定义：跟通常的医疗卫生实践不一致，或长期或偶然地超量使用与疾病无关的药物。滥用药物是一种严重危害人类健康的行为，可引起患者对药物的依赖，甚至引发药源性疾病。在临床上，滥用药物主要集中在两个方面：

1）与治疗目的不一致的用药，最常见的是所谓的"营养药物"及某些中成药制剂；

2）不合常规的超量使用药物，主要见于抗生素、麻醉性及非麻醉性止痛药物、激素、精神类药物等。特别是抗生素类药物的滥用，已在世界范围内构成一种致命的威胁，如果这种趋势不加制止，不久后全人类将面临杀不死的病菌。

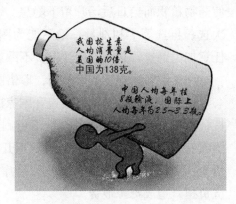

造成临床治疗药物滥用的原因主要有三个：

1）临床医务人员技艺不精，不会看病，乱看病，一味追求经济效益；

2）药政管理制度不健全或落实不力；

3）患者自身在缺乏相关医学知识的基础上，盲目听从广告宣传，自作主张，不遵医嘱用药。

因此，杜绝药物滥用，要求临床医务人员从自身做起，加强用药伦理修养，树立对患者、对社会高度的责任感，选择道德用药，坚决禁止非道德用药，养成科学用药、合理用药、安全用药的习惯。

（3）掌握好剂量、疗程，合理配伍用药

临床医务人员用药应掌握好剂量和疗程，特别是对一些药效高、毒性大、安全范围窄、排泄慢的药物，更应小心谨慎，以防引起治疗不足、治疗过度或毒、副作用。瑞士医务人员巴基尔萨斯说过，"药物都是毒物，仅有剂量使其毒性不显"。他非常明确地肯定了药物剂量的安全可控对患者疾病治疗及身体伤害的影响。药物剂量、疗程不当不仅可使疾病转为难治，还会严重影响患者的身心健康。在临床药物治疗过程中，合理的联合用药能延长和强化疗效，降低单种药物剂量，减少不良反应，延缓药物耐受性。但配伍不当，滥联合用药会影响药物的稳定性，不仅近期给患者带来危害，也会给日后的治疗设置障碍。因此，要做到合理配伍，医务人员首先要掌握药物的配伍禁忌；其次要限定药味数。有些医务人员盲目采用"多头堵""大包围"的用药策略，或为追求高的经济效益乱开大药方的现象，是不符合医学伦理要求的。

（4）解除患者疑虑，主动配合治疗

患者在接受药物治疗过程中，由于缺乏相关医学知识，不了解所用药物功效及不良反应，往往充满疑虑或盲目跟从。患者对医务人员的不肯定心理状态，不能主动配合医务人员用药治疗，会直接影响药物的选用与治疗效果，并对临床医务人员监测患者所用药物的不良反应造成干扰，甚至导致案例 7-3 中悲剧的发生。因此，临床医务人员在用药过程中，应当摸清患者心态，对盲目跟从者，应当科学教育，使其正确认识并接受规范的药物治疗；对试探怀疑者，应当耐心解释，详细介绍药物的药理作用、适应证、不良反应等，消除患者疑虑，使其遵医嘱用药，主动配合临床医务人员严密监测不良反应，一旦发现异常，及时采取有效处理措施；对拒绝用药者，不可批评指责、恫吓强迫，应当分析其拒药原因，做好说服工作，使其解除疑虑，主动接受药物治疗。

（5）遵守职业操守，兼顾远近疗效

临床医务人员在用药时应兼顾近期疗效和远期疗效。药物治疗不能单纯追求最佳近期效果，还应考虑患者的长远利益。要有对患者终身负责的精神，不能为显露近期治疗效果，使药物蓄积而给日后治疗留下隐患。一定要从实际出发，严格掌握用药的顺位原则（首选、次选、再选等）和剂量，绝不能为图"药到病除，医术高超"的虚名，而迎合患者心理，任意加大剂量，只顾近期效果，不顾远期效果，使患者蒙受不易察觉的损失。

（6）严守法规，不谋私利，珍惜医疗资源

临床医务人员必须严格遵守国家的法律规定，必须取得医务人员资格证书及执业证书，持证上岗，严把处方权关，绝不可利用处方权谋私利，中饱私囊。应当依病开药，使用经国家有关部门批准使用的药品。不开大处方，杜绝"人情药"，不开"搭车药"，不随意开贵重药、滋补药、进口药以及与治疗无关的药物，珍惜医疗资源，以免增加患者及国家经济负担，造成资源浪费。

二、手术治疗的道德要求

【案例 7-4】 患者，女，22 岁，教师，未婚，因为"右下腹痛 2 天，加重 1 小时"在当地人民医院急诊科就诊，急诊诊断结果为："①急性阑尾炎？②宫外孕？"。转入普外科病房住院治疗，入院后经各项检查明确诊断为急性化脓性阑尾炎。接诊医生告知患者及其家属病情，建议立即行阑尾切除术。经患者及家属签字同意立即进行手术，医生在手术过程中因操作失误导致患者右侧输卵管破裂，术后并未向患者及家属说明实情。患者于术后 2 周出院。半年后患者结婚发现不孕，在妇幼保健院就诊发现左侧输卵管阻塞，右侧输卵管陈旧性损伤，瘢痕组织增生。患者对此深感怀疑，到多家医院就诊，结果相似，回忆病史，怀疑输卵管损伤为半年前阑尾切除术所致，遂对手术医生提起诉讼，经医学鉴定系手术所致，赔偿患者治疗费及精神损失费共计 15 万元。

问题与讨论： 请从伦理学角度分析手术医生的治疗行为。

1. 手术治疗的特点

手术治疗是临床外科、妇产科、耳鼻喉科、眼科、口腔科等科室治疗疾病的重要手段，具有见效快、复发相对较少的优点，也是临床根治恶性肿瘤的唯一途径。与其他治疗手段相比，手术治疗有以下不同的特点：

（1）不可避免的损伤性

手术治疗在为患者去除疾患的同时，又不可避免地给患者造成身体损伤与破坏，如器官缺损、功能受损、形态变异等。所造成的损伤程度与患者病变的性质、患者的自身状况、耐受程度、临床医务人员的技术水平以及道德水平等有关。

（2）技术的复杂性

手术治疗，单靠一人不能完成，由于技术性强、复杂程度高，需要麻醉师、手术助手、手术护士、巡回护士、患者本人，甚至血库、病理科、影像科、内科等其他科室医务人员密切配合，团结协作。而对于主刀医务人员而言，理论与技术要求高，要明确掌握患者病变部位复杂的组织结构、血管和神经走向；明确掌握手术步骤、手术过程中可能出现的意外情况及处理措施。在实施手术过程中，既要对病变组织、器官进行修复或切除，又要保护正常组织及邻近器官不受伤害。否则，将直接影响手术效果，甚至导致手术失败。

（3）手术过程的风险性

由于病情的多变、患者个体的差异以及许多未知因素，任何手术都具有一定的风险性。具体而言，手术治疗的风险包括麻醉风险和手术风险两个方面。麻醉是术前准备的必要步骤。麻醉药物的使用可引起多种并发症，如呼吸抑制、血压下降、心率缓慢等，存在一定的风险性。而手术过程中，患者病情越重、患者自身状况越差、手术越复杂，风险性越大，有可能会出现大出血、重要器官损伤、术中死亡等。

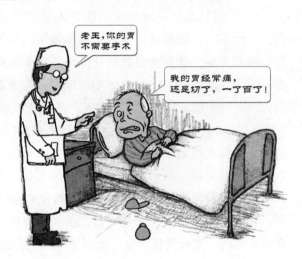

2. 手术治疗的道德要求

手术治疗维系患者生命健康。患者以性命相托，临床医务人员在手术治疗过程中，应当恪守职业道德，以高度的责任感、广博的仁慈之心，为患者制定最佳的手术方案，最大限度地减少手术对患者身体的创伤。杜绝任何人为因素而导致的手术差错或医疗事故。不论术前、术中、术后，一切以患者利益至上，一切以生命至上。

（1）术前准备道德要求

1）严格掌握手术适应证，手术动机纯正：临床医务人员在接诊患者时，应根据患者病情、患者自身状况及手术后预期效果等为患者制定最佳手术治疗方案。对于可做可不做的手术，手术后无效果甚至可能加速其病情恶化及死亡的手术，尽管需要手术但缺少手术条件的手术，都不宜实施手术治疗。不掺杂任何人为因素，恪守职业道德，真正做到"非必要时不施手术，无希望时不施手术"。

2）尊重人权，患者知情同意：患者知情同意应当作为患者在就医过程中所享有的最基本权利而加以保护。临床医务人员在确定采用手术治疗时，必须向患者及家属仔细地分析病情，介绍手术的必要性、手术方式、可能发生的不良情况或意外，以及术前、术后注意事项等。不得故意诱导、欺瞒恐吓，要充分尊重患者的选择，保护患者权利。在患者知情同意的前提下，履行书面协议的签字手续。当然，临床医务人员在遇见患者病情危急时，患者本人已不能表达，患者家属又来不及赶到，医务人员在没有患者或家属知情同意的情况下为其手术，这是合乎伦理要求的。

3）制定最佳手术方案，做好术前准备：在为患者制定手术方案过程中，应在上级医务人员的指导下，同组手术医务人员共同商讨，反复推敲，权衡利弊，审慎考虑，确定最适合患者病情，最能满足治疗目的，损伤最小而疗效最好的手术方案。切不可为了经济利益，或怕担风险，怕出事故，过分保护自己而放弃最佳手术方案。在确定手术方案后，应当积极为患者做好术前准备，及早安排手术。同时，临床医务人员还应辅导和协助患者做好心理上、躯体上的准备，使患者保持良好的身心状况以迎接手术。

（2）术中道德要求

1）严肃认真，一丝不苟：医务人员进入手术室后，应全神贯注，精力集中，严肃认真，一丝不苟，认真对待每一个操作细节，切不可有半点草率和鲁莽，保证手术按照既定方案顺利完成，达到满意的治疗效果。整个临床手术过程具有很强的科学性和技术性，更有一定的风险性，术中每个细小的操作都与患者的生命息息相关。若稍有不慎发生操作错误，轻则增加患者痛苦，重则致残，甚至会威胁患者的生命。

2）齐心协力，操作规范：手术是手术医师、助手、麻醉师、器械护士、巡回护士等人员的综合技术活动。手术过程需要医务人员的密切配合，参与手术的每一位医务人员都应以患者利益为重，一切服从手术的全局安排，相互间精诚团结，齐心协力，密切协作。要严格遵守无菌操作，做到作风严谨、操作规范。手术过程要有条不紊，操作要稳、准、轻、快。在手术即将结束、缝合切口之前要认真清点器械、纱布等，保证完整无缺，防止遗留在患者体内，造成责任事故，确保手术顺利完成。

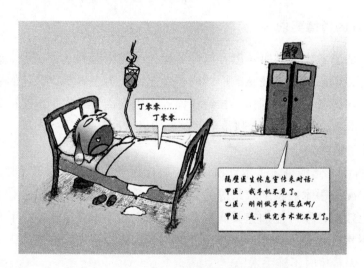

（3）术后道德要求

1）严密观察病情，及时会诊转科：临床医务人员应严密观察患者术后生命体征、病情变化、手术伤口愈合情况等，遇到异常，及时处理。对出现术后并发症或诱发其他疾病的患者，应及时与相关内科科室医务人员会诊，加强患者监护，必要时转科治疗。同时要求护理人员严格按照护理章程做好护理工作，帮助患者顺利度过术后阶段。绝不能在术后扔下患者不管不问。尽可能减少或消除术后可能发生的意外，以防止出现各种不良后果。

2）正确对待差错事故，勇于承担责任：在手术过程中，手术医务人员稍有不慎就有可能发生技术差错或事故。一旦发生差错事故，手术医务人员应正确面对，及时采取补救措施。如果处理有困难，应立即请上级医务人员或同行帮助处理，积极纠正错误，绝不能存在侥幸心理，隐瞒差错，推卸责任。手术后要认真思考，吸取教训，并如实填写手术记录。

三、心理治疗的道德要求

【案例 7-5】 女大学生徐某，5 年前就读中学时寄宿在其父亲朋友刘某家，搬进刘家后不久，她发现刘某的妻子晚上总是独自一人把自己关在屋里，闷不作声。直到有一天晚上下大雨，刘某妻子告诉她，自己是在下雨的晚上认识了她丈夫，而她丈夫也是在一个下雨的晚上离开了她，所以遇到雨天特别是下雨的夜晚，感情失败的她都会在家中暗自落泪。她称这是缓解心理压抑的最好宣泄途径。徐某听后从此心中留下了一个阴影，她也养成了逢雨不出门的奇怪性格。直到 1 年前，徐某考入某省的一所高校，到学校心理咨询室咨询，心理咨询师听完徐某诉说后，判断徐某精神正常，只有轻微的偏执症状。事后，在没有征得徐某同意的情况下，心理咨询师将此情况告知她的班主任李某，班主任李某又将此事告知班上同学，请他们多加注意，并在徐某报考专升本时建议校方拒绝其入学。为维护自身权益，徐某将心理咨询师及班主任诉至法庭。最后经心理医学专家鉴定：徐某精神正常，可以入学，心理咨询师及班主任做出书面道歉并赔偿徐某精神损失费 2 万元。

讨论与思考： 心理咨询师和班主任李某行为有何过错？请从伦理学角度进行分析。

随着医学模式由生物医学模式向生物—心理—社会医学模式转变，心理治疗日益受到医生的重视，现已广泛应用于临床。心理治疗不但是心理性疾病的主要疗法，而且也是医治躯体疾病的重要手段之一。

1. 心理治疗的特点

心理治疗指以临床心理学的理论体系为指导，以良好的医患关系为桥梁，运用临床心理学的技术与方法治疗来访者心理疾病的过程。与其他治疗手段相比，它有许多不同的特点：

（1）治疗关系的特殊性

治疗关系指在治疗过程中，治疗者与来访者形成的人际关系。在心理治疗过程中，心理治疗关系既不同于药物治疗关系，也不同于手术治疗关系，其特殊的治疗关系是影响治疗效果的重要因素。例如，在采用药物治疗时，只要对症用药，无论是谁开的处方对患者都会有效。而心理治疗是心理治疗医生帮助、影响来访者的活动，来访者是否接受治疗医生的影响与帮助在很大程度上是由治疗关系决定的。良好的治疗关系可以使来访者信任治疗医生，降低防御性，从而接受治疗医生，认同其观点，愿意学习和尝试新的行为方式，使心理治疗顺利进行，并取得满意的治疗效果。

（2）治疗对象的特殊性

心理治疗的对象是已经发生心理问题的患者，如性变态者，他们的心理反应、行为方式、思维模式、处世态度等都表现出一种病态，这些人往往依从性不好，短时间内不易被矫正，需反复治疗。

（3）治疗方法、手段的特殊性

心理问题的干预和治疗方法、手段，不同于药物治疗或手术治疗，它是运用心理学的有关理论和技术，以语言沟通和行为指导为主，辅以文字、图片、声音等辅助手段，强调治疗者与来访者之间的沟通与合作、信任与承诺。

2. 心理治疗的道德要求

由于心理治疗的特殊性，对医生也提出了特殊的伦理要求：

（1）熟练掌握和运用心理治疗的知识、技巧

在心理治疗过程中，特殊的治疗关系、特殊的服务对象及特殊的工作环境对心理治疗医生提出了更严格的要求。只有熟练掌握和运用心理治疗的知识、技巧，才能在与来访者的交谈中了解心理疾病的发生、发展机制，从而做出正确的诊断，并有针对性地进行相应治疗，最终取得满意的治疗效果。如果不具备心理治疗的知识和技巧，只靠一些常识，像给普通人做思想工作一样施以安慰和鼓励，那是把心理治疗简单化，达不到有的放矢的效果，甚至会发生错误的导向，这是不符合道德要求的。

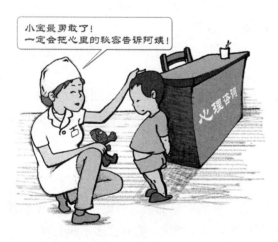

（2）真诚相待，取得患者信任

在尊重患者、真诚相待的前提下取信患者，建立良好的、相互信赖的治疗关系是进行心理治疗的基本前提。没有相互尊重、相互信赖的治疗关系，任何心理治疗都是难以实施的。因此，心理治疗医生必须真诚对待患者，尊重患者，将患者当亲人，要耐心倾听患者的诉说，对患者提出的各种问题要审慎解答，对患者的治疗要表示有信心和决心。只有这样，才能取得患者的信任，使其自觉参与治疗，真正依照心理治疗医生设计的程序进行必要的心理操作，取得预期的治疗效果。

（3）统筹治疗，灵活施治

心理疾患比躯体性疾患更复杂，表现出来的症状多种多样。这就要求心理治疗医生在接诊患者时，应根据患者具体的发病情况及工作环境、社会地位、人际关系、生活习惯、职业特点、性格特征等拟定对患者本人及其周围环境的统筹治疗方案。在具体的治疗实施过程中，要善于发现患者的苦恼，正确进行疏导，灵活施治。如对预后好的一般患者可予以解释和保证；对预后差的患者，可以有意识地介绍某些成功病例给予鼓励；对年轻的残疾患者应多给予鼓励，避免一味表示同情。反对千篇一律、方法单一的治疗。

（4）注重慎独修养，保守秘密

因心理治疗的需要，医生常常单独与患者相处。这就要求医生特别要注重慎独修养。

如在进行精神分析疗法时，患者可能会出现移情现象，医生必须心地纯正，不可趁异性患者出现正移情之机做出有悖于道德的行为。对负移情患者，医生要宽宏忍让、克制，不可因遭到负移情患者的无理斥责和辱骂而恼怒，或以粗暴态度对待，更不能由此而中断对患者的治疗。同时，面对患者倾诉的信息，特别是隐私，医生要为其保密，否则会失去患者的信任，使心理治疗难以继续进行下去。但是，如果医生发现患者有自杀、自伤或伤害他人的念头时，应及时将其转告患者家属或他人，这种不保密、讲真话的行为是必要的，是符合伦理要求的。

知识链接：移情

移情指心理治疗对象对治疗师产生的感情。根据弗洛伊德理论，移情可分为正移情和负移情。正移情是带有友好、善意、顺从、信任、爱慕的情感，常与性爱相关；负移情则是带有敌意、厌恶的情感；此外，还有矛盾性移情，如既爱之又恨之。

四、康复治疗的道德要求

【案例 7-6】　患者，男，6 岁，因车祸导致右胫骨髁间嵴撕脱骨折、右膝前交叉韧带损伤、右膝关节半月板损伤，在某医科大学附属医院接受手术治疗。因术后右下肢功能恢复不佳，前往该院理疗康复科进行治疗。采取牵引及中药熏洗治疗 3 个月后，右下肢功能恢复仍不理想。之后，又予以手法治疗，具体手法：嘱患者俯卧于治疗床上，先行右膝牵引，然后以手握住患者小腿，反复屈膝下压，增加右膝关节的屈曲活动度。其后患者疼痛程度明显加重，且跛行程度越来越严重。X 线片检查提示右股骨髁上骨折。患者家属提起诉讼，省司法鉴定中心鉴定结论为"十级残"，省司法鉴定中心认为该医院康复科在对患者实施康复治疗的过程中存在过失，该过失与右股骨髁上骨折之间存在直接因果关系，客观上加重了病情，延长了病程，增加了医疗费用，某医科大学附属医院负有直接责任。

讨论与思考：请从伦理学角度分析康复科医生违背了哪些临床治疗道德？

康复治疗是康复医学的重要内容之一，是使病、伤、残者康复的重要手段，常与药物治疗、手术治疗等临床治疗综合进行。康复治疗通过对病、伤、残者进行康复评定，制定最佳康复治疗方案，由以康复医生为中心的，康复治疗师和临床医学相关人员共同组成的康复治疗组实施，使患者身体功能得到最大限度的恢复，生活质量得到改善。

1. 康复治疗的特点

（1）康复治疗的团队性

康复治疗采取一个由多名专业医务人员参加的康复治疗组形式进行。一个理想的康复治疗组应当包括康复医师、康复护士、物理治疗师（physiotherapist，PT）、作业治疗师（occupational therapist，OT）、语言治疗师、社会工作者、临床心理工作者、职业咨询师、假肢和矫形器师、劳动就业部门人员、特殊教育工作者和活动治疗师等4类19种人员。上述这些人员的组成并不是简单的累加和组合，而是有着明确的岗位职责、详细的工作内容及严格的工作要求，他们是一个由于共同目标而有机组合成的功能完整、层次分明、结构严谨且机动灵活的团队。康复治疗并非是单纯的疗养、保健，更不是休闲性的按摩、单纯的娱乐、调节性的疗养等，它强调的是通过积极的功能训练和必要的辅助措施，改善或恢复患者的功能。

（2）治疗对象的特殊性

康复治疗的服务对象是各种有功能缺陷的病、伤、残者。这些患者不仅有躯体上的创伤，还有不同程度的心理痛苦，如自卑、孤独、悲观失望等。针对康复治疗对象的特殊性，康复医生在为患者进行康复治疗时，应以患者为中心，允许患者提出自己的要求和想法，康复医生起教师或促进者的作用。

（3）治疗方法的多样性

康复治疗既不同于临床医学的药物治疗或手术治疗，也不是机械地运用传统的推拿、揉、提和按摩手法治疗，而是综合、协调地应用医学的、社会的、教育的、职业的措施，对患者进行训练和再训练，使其能力达到尽可能高的水平的一种治疗手段，尽可能地提高障碍者心理上、生活上、学习上、工作上的能力，为其及早回归社会打下坚实的基础。

2. 康复治疗的道德要求

（1）尊重与理解

在康复治疗过程中，康复治疗是以患者为主体的，患者被赋予比传统临床治疗更大的权利，应更注重倡导平等合作型的医患关系，以尊重患者的秘密和隐私权为核心建立平等互信的医患关系。这要求康复工作者告诉患者实情，允许患者了解自己的病情及功能状态后提出要求，绝不欺骗患者，尊重患者的自主权，以维护患者利益为己任。患者多为伤残者，医生不应讥笑、讽刺、挖苦患者，要给予充分的理解和同情，鼓励他们主动参与治疗。

（2）关怀与帮助

在康复治疗中，医务人员要耐心地在细微之处关心与帮助患者的生活和训练。在训练前应向患者讲清目的、方法与注意事项，在训练中应随时鼓励患者一点一滴的进步，逐渐培养和增强他们重返社会的信心和毅力。

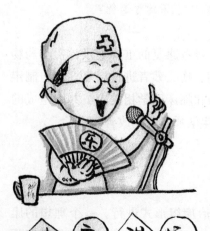

（3）团结与协作

康复治疗通常由多专业医务人员组成的治疗小组进行。该小组作为一个团队来确定患者的功能障碍及其社会心理和职能的需求。为使患者尽早达到治疗目标，治疗小组在康复治疗过程中应团结协作。治疗小组成员间应经常讨论伦理问题，逐渐形成"共同的道德语言"。治疗小组需要硬性的管理条例以及时发现和解决冲突。治疗小组中所有成员必须对治疗小组做出贡献，并应对治疗小组可能损害患者利益的职业行为提出改进意见。

知识链接：医师行为规范

1. 遵循医学科学规律，不断更新医学理念和知识，保证医疗技术应用的科学性、合理性。

2. 规范行医，严格遵循临床诊疗和技术规范，使用适宜诊疗技术和药物，因病施治，合理医疗，不隐瞒、误导或夸大病情，不过度医疗。

3. 学习掌握人文医学知识，提高人文素质，对患者实行人文关怀，真诚、耐心与患者沟通。

4. 认真执行医疗文书书写与管理制度，规范书写，妥善保存病历材料，不隐匿、伪造或违规涂改、销毁医学文书及有关资料，不违规签署医学证明文件。

5. 依法履行医疗质量安全事件、传染病疫情、药品不良反应、食源性疾病和涉嫌伤害事件或非正常死亡等法定报告职责。

6. 认真履行医师职责，积极救治，尽职尽责为患者服务，增强责任安全意识，努力防范和控制医疗责任差错事件。

7. 严格遵守医疗技术临床应用管理规范和单位内部规定的医师执业等级权限制度，不违规临床应用新的医疗技术。

8. 严格遵守药物和医疗技术临床实验有关规定，进行实验性临床医疗时，应充分保障患者本人或其家属的知情同意权。

来源：原卫生部、国家食品药品监督管理局、国家中医药管理局 2012 年 6 月 26 日颁布的《医疗机构从业人员行为规范》

思　考　题

1. 临床医生在为患者进行药物治疗时，应遵循哪些道德要求？

2. 手术治疗的道德要求有哪些？

3. 在进行心理治疗的过程中，医生要遵循哪些道德要求？

4. 问诊时医务人员如何才能运用好首因效应？

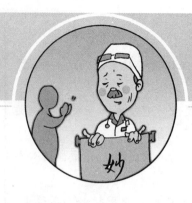

第8章 NO.8

临床护理道德

医护之业，实乃人命之所系，无恒德者，不可以为医，持大爱者，方可从护。

——宋代林逋《省心录·论医》

护理工作是临床医疗卫生实践的重要环节，担负着"保护生命，减轻病痛，促进康复，预防疾病"的崇高职责。护理人员良好的护理道德，是提高护理水平，保证护理质量的关键。因此，重视临床护理道德的研究对提高护理工作水平，推动护理科学的发展，都具有十分重要的意义。

第1节 临床护理工作的道德要求

【案例8-1】 患儿，男，2岁，因高热1天于晚上20点到某医院就诊，经急诊科医生检查后初步诊断为"感冒、发烧待查"。值班护士是一位有着20年工龄的同志，她凭多年经验，对患者仔细观察，发现患儿精神越来越差，末梢循环也不好。于是，她又详细询问家长患儿的病史，怀疑是中毒性菌痢。随即将该想法告诉医生，医生认为该情况很有价值，及时开了大便检验单，其结果证实为中毒性菌痢。经医护人员密切配合，患儿得救。

讨论与思考：请对护士的行为做伦理分析，它符合哪些护理道德？

临床上，护士与患者接触最密切，交流最广泛。护士的职业形象主要通过对患者的临床护理工作来体现。临床护理工作的内容主要包括基础护理和专科护理。

一、基础护理的道德要求

基础护理指以两个或两个以上专科所需要的护理理论和护理技术为内容的护理，主要为患者提供带有共性的生活和技术护理，是临床护理的基础性工作。基础护理工作的质量，不仅取决于护理人员的业务能力和技术水平，还取决于护理人员的道德水准。

1．基础护理的特点

基础护理的特点是由其护理内容和地位决定的，其具体的特点包括：

（1）经常性

基础护理是每天例行的常规工作，在时间上都有明确的规定。

（2）连续性

基础护理工作昼夜 24 小时连续进行，护士通过口头交班、床边巡回交班及交班记录来换班而不停岗，时刻都不离开患者。

（3）协作性

为顺利完成对患者的护理任务，医护之间、护士之间、护士与其他科室医务人员之间要相互配合、协调一致，这也是提高基础护理质量的必要条件。

（4）科学性

基础护理是以医学科学的理论为依据的。护士采取相应的科学护理措施才能满足患者的需要，使患者尽快康复。

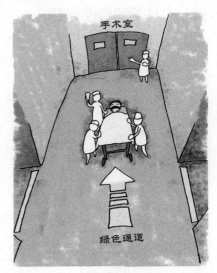

2．基础护理的道德要求

根据基础护理的特点，基础护理应遵循以下道德要求：

（1）转变观念，注重整体

基础护理面对的患者是有着各种需要的整体的人，护理人员必须树立整体护理观，以护理对象是开放性整体为思考框架，把人看作一个整体，即从生理、心理、社会、文化、精神等方面考虑人类现存或潜在的健康问题，并按护理程序来解决这些问题。

（2）认真观察，精心护理

传统的护理工作以听从医生安排，实施护理操作为主，而现代的护理工作从本质上摒弃了"医嘱加常规"的被动护理模式，护理人员的主动性、积极性和潜能得到充分发挥。护理人员工作时的思维方式发生了变化，护士不再是被动地执行医嘱和机械地完成护理操作，代之以全面评估、综合判断、科学决策、系统实施、客观评价的主动调控过程，充分显示护理专业的独立性和护士自身的价值。

（3）辨证施护，体现差异

现代医学模式认为疾病的发生、变化和发展，既有生物因素影响，又有心理、社会因素的影响。因此，护士只有仔细研究影响个体健康的所有因素，分辨出哪一个是主要因素，哪一个是次要因素，才能制订出与之相适应的护理计划。

此外，即使是同一患者，在不同的患病时期也有差异，如在患病初期或病情较轻时，患者可能无所谓或掉以轻心，此时应郑重地提醒患者关注健康，积极配合治疗和护理，在病情较重或疗效不佳时，患者会有悲观厌世情绪，此时应多鼓励安慰患者，用成功的案例来帮助患者树立战胜疾病的信心。在疾病晚期，患者会出现否认、愤怒、忧郁等负性情绪反应，此时应做具体分析，对患者持宽容和理解态度，使之在身心上得到满足。总之，在基础护理的过程中，护理人员必须对患者的具体情况进行辨证分析，做到因人而异，因时而异，因地而异。

二、专科护理的道德要求

专科护理指临床各专科特有的基础护理知识和技术。

1. 专科护理工作的特点

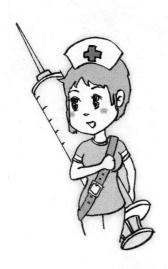

（1）专业性强

专科护理技术使用范围窄，专业性强，往往仅限于本专科护理用，有的甚至只限于某一种疾病。

（2）要求高

专科护理的技术复杂，要求高，护理人员需掌握专科基础知识和技术。

（3）技术多

随着科学技术的发展，大量高、新、尖技术被用于临床诊断、治疗和护理，这要求护理人员不断学习和掌握新的专科知识，这是专科护理的一个重要特点。

2. 专科护理的道德要求

专科护理主要包括门诊护理、急诊护理、精神科护理、传染科护理等。

（1）门诊护理的道德要求

门诊是医院工作的第一线，是患者就医较集中的地方，是医护人员展现医德医风的窗口。这种特殊工作环境对护理道德提出了特殊的要求。

第一，主动接诊，礼貌待患。门诊患者数量多，人员流量大，就诊集中，就医过程长。患者来自社会各阶层，病情各异，职业、文化习俗、道德修养等存在差异，这就造成门诊护理工作强度大，难度高。因此，门诊护士要充分理解、同情患者，热情接待，协助就诊，微笑服务，让患者感受到医院的温馨和护理人员天使般的爱心。

第二，工作认真，作风严谨。门诊患者众多，病种繁杂，治疗量大。在门诊护理工作中，任何疏忽，如打错一针，发错一药，血压测量不准确都可能铸成大错。门诊护士要尊重科学，实事求是，作风严谨，准确无误，严密观察治疗护理过程中的微小变化。对可疑病情或治疗反应意外，绝不可轻易放过，应让患者留院观察，以防不测。

第三，密切联系，团结协作。门诊护士担负着调节患者及家属与医生、医技人员关系的重任。门诊护士要加强医患间的联系，密切配合医生的诊治，从中多做协调工作，发挥纽带作用，尽量减少医患纠纷的发生。

（2）急诊护理的道德要求

急诊是医院诊治急症患者的场所，是抢救患者生命的第一线。急诊护理的随机性大，时间性强，病情多变，不同于一般的护理，它直接关系到患者的安危，因而人们对急诊护理工作人员的道德要求很高。

第一，要有急患者之所急的情感。急诊患者病情常常危重，变化快，有的在短时间内就有生命危险。这就要求急诊工作突出一个"急"字，急诊护士要有急患者之所急的情感，争分夺秒，全力以赴，尽量缩短从接诊到抢救的时间，救人于危急之中。

第二，要有尊重生命的人道主义精神。急诊患者的抢救工作存在着一定的风险，需承担一定的责任。但急诊护士不能因怕担责任、回避风险而推诿，要发扬人道主义精神，以患者的生命为重，只要有百分之一的希望，就要付出百分之百的努力，为患者争取宝贵的生存机会，抢救他们的生命。

第三，要有救死扶伤的同情心。多数急诊患者是在缺乏思想准备的情况下突然发病的，常痛苦不堪，生命垂危。急诊护士要理解患者的痛苦，尤其对自杀、意外伤害、慢性疾病突然恶化的患者，更要以救死扶伤的深厚同情心，沉着、冷静、快速地做出判断，以最佳的抢救护理方案进行救治，以期取得最佳疗效。

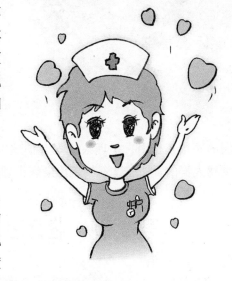

（3）精神科护理的道德要求

精神疾病指在生物、心理和社会因素影响下，患者大脑功能失调，出现不同程度的感知、思维、情感、意志障碍的一类疾病。精神病患者因疾病的特殊性，往往不承认自己有病，拒绝治疗，甚至视医护人员如"敌人"而不配合治疗，造成护理难度加大，对精神科护理人员的道德要求更多：

第一，尊重患者。现实社会中存在着对精神疾病患者的歧视和偏见，这是不公平的。精神疾病患者同样具有人格尊严和社会价值。第六届世界精神病学大会通过的《夏威夷宣言》指出："把精神错乱的人作为一个人来尊重，是我们最高的道德责任和医疗义务。"护理人员要尊重精神疾病患者的人格，维护其权利和尊严，不能因其幼稚、愚蠢、粗鲁的行为而嘲笑他们，鄙视他们，或者因其冒犯行为而借机报复。

第二，恪守慎独精神。精神疾病往往导致患者不能对自己的行为负责，也不能对护理行为进行监督和客观评价，护理人员要恪守慎独精神，自觉主动、尽职尽责地完成护理工作。那种以为精神疾病患者糊涂，临床护理工作少做点或做错了也没关系的想法，是极其错误的，是缺乏道德责任感的表现。

第三，保守秘密。由于治疗、护理的需要，护理人员常常需要详细了解精神疾病患者的工作、生活、学习等情况，其中可能包括个人隐私的内容。护理人员必须严守秘密，不能随意泄露，不能将其作为茶余饭后的谈资，否则就会侵害患者的隐私权，损害患者家属的自尊心。

（4）传染科护理的道德要求

传染病是由细菌、病毒、立克次氏体、支原体、原虫等各种致病病原体，通过各种途径侵入人体并相互传播的一种疾病。传染病不仅容易给患者带来痛苦，还可以传染他人，甚至暴发流行，严重危害人们的健康和生命。对传染科护理人员的要求如下所述：

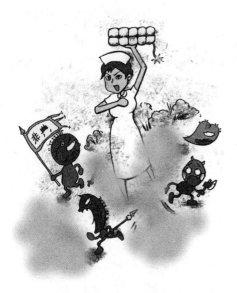

第一，爱岗敬业，勇于奉献。从事传染病护理的工作人员，要经常深入疫区、病房，工作环境艰苦，经常与传染病患者打交道，护理过程中要接触患者的身体或物品，随时都有感染传染病的危险。因此，热爱本职工作和无私奉献是传染病护理工作者的首要道德要求。

第二，关心疾苦，调节心理。传染病患者因疾病具有传染性及住院期间处于隔离状态，往往心理压力较大。这就要求护理人员主动关心患者的内心疾苦，并针对不同患者的心理问题，做好心理护理，从而使患者拥有良好的心境接受治疗，早日康复。

第三，预防为主，服务社会。预防为主是我国卫生事业的既定政策，更是传染病防治工作的基本方针，也是广大传染病护理工作者的社会责任。在传染病的防治工作中，护理人员既有护理患者的义务，又有控制传染源、切断传染途径、保护易感人群的责任。这不仅是传染病护理的职业道德，也是保护环境的社会公德和美德。

第 2 节　临床护理人际关系的道德要求

【案例 8-2】　朱月珍是某市第二人民医院换药室的一名护士。谭某患乳腺导管癌，手术后进行放射治疗。由于瘢痕创口开裂，从黑痂裂缝中流出的脓液，奇臭无比。朱月珍没有一丝怨气，一边仔细检查伤口，一边安慰她：不要急，你的伤口还有救。已硬化的黑痂像石头一样坚硬，只能用咬骨钳一点点地钳，但又不能硬辦，因为会出血。为了剔除坏死组织，让患者减少痛苦，个子不高的朱月珍站在小凳上，用咬骨钳一个角一个角地钳。经过2个多月清创，黑痂终于被咬骨钳撬开了，伤口有 5cm×5cm 大小，深约 2cm。几个月后，患者的伤口终于愈合。

讨论与思考：如何评价朱月珍护士的护理行为？临床护理工作有何重要性？

一、护患关系道德要求

护患关系是指护理人员与患者为了医疗护理的共同目标而发生互动的现象，是护理人员在医院环境中所面临的诸多人际关系中最重要的关系。

1．真诚相待，取得信任

在与患者产生互动关系时，护士应以真诚的态度对待患者，了解发生在患者身上的事，站在患者的立场上考虑问题，急患者所急，痛患者所痛，使患者感觉到温暖，并得到支持，从而产生信任感，愿意接受护士的帮助。

2．同情关心，心地善良

这是护理人员应具有的品质。护理人员应心地善良，爱患者，爱生命，要理解患者，同情患者，尽量关心患者。患者是一独立个体，绝大多数患者能对自己的言行负责，且有能力参与自己的护理计划的实施。护士应以真诚、热情、友善的态度对待患者，尊重患者的权利，对所有的患者一视同仁。同时，护士还应鼓励患者积极参与护理活动，充分调动其主观能动性，帮助他们达到最佳健康状态。

3．尊重患者，热心服务

护理人员的道德情感是建立在对患者生命的热爱、人格的尊重和价值的认同等基础上的，是一种高尚、纯洁、理智的职业道德情感。在工作中不能厌烦患者提出的各种合理要求，无论在什么情况下都不应随意指责和训斥患者，护士要充分理解、同情和关心患者，尊重患者的人格，尊重患者平等的医疗权，尊重患者的生命价值，热心为患者提供优质的护理服务。

4．公正廉洁，平等待人

这是护理的传统道德，也是护理人员自律的道德要求和道德品质要求。公正廉洁要求护理人员在维护和增进人民健康时，应清正廉洁，不贪私利。不允许利用职业之便向患者索贿和接受礼物，保持护理职业的尊严和荣誉。要充分尊重患者平等享受健康权的权利，不论患者的地位、贫富、性别、年龄、相貌、病种、病情、民族等有何差异，都要以诚相待，平等实施护理。

二、护士与患者家属关系的道德要求

在临床工作中，护士与婴幼儿、危重、昏迷、高龄、聋哑、精神病等特殊患者家属保持积极有效的沟通十分重要。

1．热情接待，主动介绍

患者生病住院，家属来院探望或照顾。有的家属对医院环境不熟悉，对医院的制度不了解，对患者的病情及其他相关信息不了解，护士应理解家属的心情，热情接待，主动介绍医院环境、医护人员水平、陪护探视制度、患者的病情、治疗措施及预后，让他们对医院情况及患者的病情心中有数，产生安全感和信任感，以减轻他们的焦虑、紧张情绪。

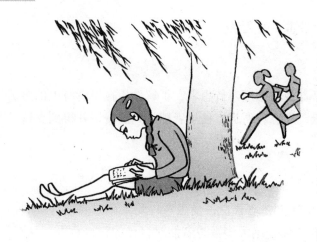

2．听取询问，耐心解答

患者及其家属大多为非医护专业人员，他们往往缺乏医学知识，担心亲属健康状况，他们可能会多次、反复地询问有关问题，如患者病情会不会恶化？用哪些药物治疗？用的药是否有副作用？哪些食物不能吃？……护士应根据自己的专业知识、经验，耐心地向家属解答。通过友好交往，既可增加患者家属对护士的信任感，又可让家属做好患者的心理护理工作，促进护患关系的协调融洽。

3．评估家庭，解决困难

护士通过与患者家属的沟通，了解患者生病后的家庭情况，评估其存在的问题。针对该家庭面临的困难，与家属共同商讨解决问题的办法，并提供必要的帮助，这对护士与患者家属建立良好的关系是十分必要的。

4．通报病情，有效指导

许多家属迫切想知道亲人患病的详细信息，这是人之常情。尤其是当亲人病情恶化或病危时，患者家属常因担忧而表现出急躁情绪、不冷静，容易与人发生争执和纠纷，此时护士更应冷静对待，随时向患者家属通报病情，这有利于化解矛盾。

三、医护关系的道德要求

护士与医生是临床工作中的两支主力军，处理好医护关系是保证医疗工作高效率运转及提高服务水平的重要保障。

1．相互理解，主动配合

在为患者提供健康服务的过程中，医生和护士是良好的合作伙伴，是平等合作的关系。因此，彼此要理解专业特点，彼此体谅工作的辛劳，主动配合工作，改善双方关系。作为护士，应主动了解医疗专业特点，尊重医生，尊重他们的专业自主权，尊重医疗方案的技术权威性，并主动配合。如护士对医生的用药治疗情况等应有所了解，以便在必要时向患者进行健康教育，或解答患者提出的有关治疗问题。

2．互尊互学，取长补短

医护关系是"并列—互补"的平等关系。护士既要遵医嘱完成治疗和护理工作，又不能盲目依赖医生。在工作中，医生和护士对患者治疗和护理的一些具体做法，常常会有不

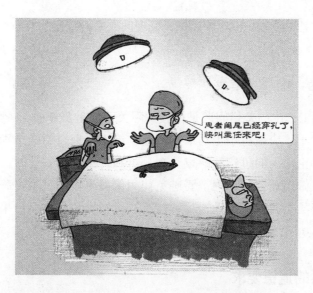

同的看法和意见。解决这种意见分歧和争议的最高准则是必须对患者负责，绝对不能为了争自主权、争面子而不顾患者的安危。

3. 互相制约，互相监督

这是医护双方共同维护患者利益，防止医护差错事故发生的重要保证。在医护过程中，护理人员应当能动地执行医嘱，发现问题，及时、善意地给医生指出。同样，医生对护理人员的服务质量与服务态度存在的问题，也应予以善意的批评和帮助。医护双方如果对差错事故、对违反规章制度和搞不正之风的人和事采取得过且过的不负责态度，都是不对的，也是不道德的。

四、护理人员之间关系的道德要求

1. 交接班时的护际道德要求

鉴于护理工作的连续性，护理工作不可能由某个人连续承担，必须分班承担，通过交接班完成护理任务。交接班可以说是护士之间的一种有意识的正式沟通形式，各班护士都要多替别人着想，在完成好本班工作任务的同时，为下一班的工作做好充分的准备，不能将本班的工作或难以解决的问题有意留给下一班的护士。每位护士应以严肃、一丝不苟的态度对待交接班，交接班内容应全面、清楚，重点突出。对患者病情状况、药品器械数目应当面交代清楚，对于危重患者，应在床头交接。成功的交接班是护士之间团结协作的体现，切不可因关系不和而不与其交接，不当面交谈，不详细交代危险因素；也不可因关系密切而简单交接，导致交接班不清，出现工作上的疏漏而导致差错事故的发生。

2. 抢救患者时的护际道德要求

"时间就是生命"。当患者病情危重时，需要护士之间互相协同、互相配合，按时完成各项治疗护理工作，方有可能挽救患者的生命。在此状态下，每位护士都应关注危重患者的病情，心甘情愿地承担工作任务，不斤斤计较，发现问题及时提出、及时处理，切不可认为非自己分内工作而与己无关，而应把全心全意为患者服务的思想作为自己的行动指南。

3. 处理差错时的护际道德要求

对待和处理护理工作中的差错问题是检验护际关系的重要方面。一个识大体、顾大局，有良好道德修养的护士，应该勇于主动承担责任，绝不会把过错推给别人，更不会嫁祸于人，或在患者面前议论他人的过错和缺点。在分析和讨论过错责任时，应采取客观公正的态度，对事不对人，做出理智的评判，要避免使用偏离事实的过激言辞攻击当事人。每位护士对过错当事人要给予真诚的帮助，尽可能减轻过错导致的不良后果，分析原因，吸取教训，改进工作，建立团结协作的护际关系。

五、护社之间关系的道德要求

护社关系道德是指调节护理人员与社会公共关系的行为准则和要求。

1. 坚持原则，尽职尽责

护理人员和其他医务人员一道，面向社会积极开展预防疾病、卫生科普的宣传教育和疾病的社会调查工作，满腔热情地为增进社会群体健康水平而贡献自己的力量。在履行自己的社会责任时，如果遇到患者个体利益与社会群体利益发生矛盾时，要坚持原则，维护社会整体利益，不能为少数、个别患者利益而损害社会利益。

2. 主动支持，全力以赴

护理人员对其所担负的预防保健、灾情和疫情资料整理、爱国卫生运动等社会责任，要主动支持，周到服务，并积极提供技术指导，加强信息交流，认真完成上述各项任务；对突发性自然灾害如地震、火灾、水灾、疫情流行等紧急任务，要恪守职责，发扬救死扶伤的人道主义精神，听从召唤，不畏艰险，全力以赴，积极参与，敢于担风险，敢于负责任，富有自我牺牲的献身精神，这是护理人员对社会应尽的道德义务和责任。

知识链接：南丁格尔誓言

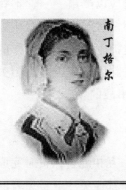

余谨以至诚，于上帝及会众面前宣誓：
终身纯洁，忠于职守，
尽力提高护理之标准；
勿为有损之事，勿取服或故用有害之药；
慎守患者家庭之秘密，竭成协助医生之诊治，
勿谋病者之福利。
谨誓！

思 考 题

1. 患者，女，28 岁，因患肝炎住院治疗，住院后经治疗病情有所好转。于住院 12 天后，患者诉说有便秘，值班医生即写医嘱"液体石蜡 30 毫升，口服"交给实习护士，实习护士只看到一个"石"字，即从标有"石碳酸"的药瓶中倒出 30 毫升药液，给患者口服，患者口服后，情况立即不好，经积极对症治疗，患者基本痊愈，但继后出现食道轻度狭窄症状，为食道黏膜烧灼后瘢痕挛缩所致。试从伦理角度分析谁应为此事负责。

2. 患者张某，男，因腰部多发性囊肿前往某医院就医，主诉曾于两年前发病，在乡医院用青霉素治疗有效，并无过敏反应。接诊医生李某，即为其开出直接肌内注射青霉素 40 万单位的处方，当患者把处方拿给护士王某，要求护士为其注射时，护士王某注意到处方上没有皮试字样，便向李某询问，李某说患者以前已做过，不用再做了。王某遂为患者肌内注射，针刚拔出，患者即发生过敏性休克，经抢救无效死亡。对本案例中王某的行为应做何伦理评价？

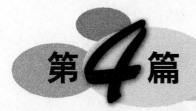

第 4 篇

医学科研伦理

　　医学科研是推动现代医学发展的直接动力，是促进医学不断进步的基础。医务人员在防治疾病的同时，还担负着医学科学研究的任务。实践证明，高尚的医学科研伦理历来都是推动医学发展的重要力量。本篇通过论述医学科研的意义及道德要求，阐述人体实验与尸体解剖的道德问题，以帮助医学科研工作者更好地认识生命现象的本质和规律，提高医学科研的道德修养和素质，探索人们战胜疾病、增强人们身体健康的手段和方法，从而更好地造福人类。

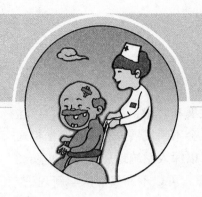

第9章 NO.9

医学科研道德

医学科研是医学发展必不可少的内在因素。医学科研的对象涉及的范围较广，但最终落脚点却是人的健康和人的生命。医学科研道德是保证医学科研服务人类身心健康，达到预期目的的重要条件。

第1节　医学科研概述

【案例9-1】 王志国原系加拿大蒙特利尔大学心脏病研究所药学系教授，多年从事离子通道分子生物学研究，为我国第四批"千人计划"入选者，任哈尔滨医科大学药学院心血管药物研究所所长。2011年9月2日，因两篇论文造假违反科研行为准则，王志国被加拿大蒙特利尔大学心脏病研究所解雇，其科研权利和科研经费被取消，其实验室被关闭。与此同时，资助王志国的基金会也宣布剥夺其申请科研基金的资格。上述处分，维护了学术尊严。

讨论与思考：加拿大蒙特利尔大学心脏病研究所为什么会对王志国做出处分？为什么说追求真理必须符合科研道德伦理是对科研人员的基本要求？

一、医学科研的含义

科学研究是一种通过观察、实验、比较、分析、归纳的方法，取得感性认识材料，并把这些材料加以研究和整理，提高到理性认识高度的活动。医学科研是利用人类已掌握的知识和工具，以人体和其他生物体为研究对象，用实验研究、临床观察和社会调研分析等方法探求人类生命自身活动的本质和规律及其与外界环境的相互关系，认识和揭示疾病发生、发展和转归的客观过程，探寻防病、治病、增进健康的有效途径和方法的活动，并以此提高医学科学水平和人类健康水平，促进社会的繁荣和发展。构成这种活动的基本要素有假说、实验观察和以创造性思维为代表的理性思维。

二、医学科研的意义

1. 提高医术水平，增进人民健康

医学科研旨在研究人类生命的本质及其疾病的发生、发展和防治、消灭的规律，以达到增进人类健康、延长寿命和提高劳动能力的目的。随着社会不断发展，我国的医学模式和疾病谱已发生了显著的变化，有组织地开展医学研究，可以深入系统地总结以往实践经验，加深对人的生命和疾病现象及其发生、发展规律的认识，可以不断发展医学新理论，开拓研究新领域，攻克技术新难关，不断寻求维护人类健康和防治疾病的最佳途径和方法，不断提高医疗技术和医疗质量，满足人们对医疗技术日益增长的需要。

2. 促进学科建设，培养医学人才

学科建设是医学业务和科技发展的主要环节。没有高水平的科研支持，学科建设将成为空谈。学科的水平和专家的知名度，是靠先进的科研项目及其后续的成果推广应用来体现的。现代医疗单位应培养既掌握临床医学技术，又能从事科学研究的高素质医学人才。通过科研意识的培养和科学研究的实施，不但可以巩固医学工作者已有的医学基础知识，总结临床实践经验，掌握和跟踪国内外最新医学发展动态和趋势，扩大知识范围，活跃创新思维，养成严谨务实的科研作风，更重要的是通过科学研究培养出一批能刻苦钻研和敢于想象、创新、实践的具有较高科学素质的医学人才和优秀学科带头人。同时，高素质人才又会有力地促进各级重点学科的建设。

3. 提高学术地位，加强学术交流

学术交流是科学活动的一种特殊方式和必需手段，它来源于科学研究，反过来又促进科学研究和医学学术水平的提高。通过学术交流，可以使新的科学知识得以广泛传播，使医学科技人员互相启发，共同切磋，活跃学术气氛，促进科学研究发展。特别是国际间的学术交流与协作，对推广、引进新技术，使落后国家跟上医学科学发展步伐，更有必要。如中国中医研究院屠呦呦研究员发现的青蒿素速效低毒，可用于治疗疟疾，挽救了全球特别是发展中国家的数百万人的生命。2011 年 9 月，她获得被誉为诺贝尔奖"风向标"的拉斯克奖和葛兰素史克"生命科学杰出成就奖"；2015 年 10 月，她获得诺贝尔生理学或医学奖，这是中国医学界迄今为止获得的最高奖项，也是中医药成果获得的最高奖项。这不仅提高了我国医学科研的学术地位，也使中医药走向了世界。

4. 促进医学科技进步，实现经济、社会协调发展

医学科研在解决防病、治病和维护人民健康的关键技术问题时，必定会产生一些有价值的科技成果，如应用于诊断、治疗、预防中的新方法、新材料、新技术、新工艺、新配方、新药物等。这些科技成果一方面直接产生明显的社会效益；另一方面通过技术转让、技术入股或吸收外资联合生产等多种形式开发，可转化为生产力，创造更多的社会财富，

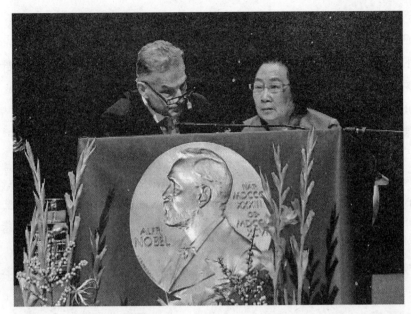

屠呦呦，女，1930 年 12 月 30 日出生于浙江省宁波市，药学家，中国中医科学院首席科学家，青蒿素研究开发中心主任，博士生导师，创制新型抗疟药——青蒿素和双氢青蒿素。2015 年 10 月，屠呦呦获得诺贝尔生理学或医学奖，这是中国医学界迄今为止获得的最高奖项，也是中医药成果获得的最高奖项。2017 年 1 月 9 日，屠呦呦获得 2016 年度国家最高科学技术奖。

产生直接的经济效益，有力地促进医学科学科技的进步与社会、经济的协调发展。

三、医学科研任务和特点

1. 医学科研的任务

医学科研的基本任务是认识和揭示人体生命本质和疾病发生、发展与康复的机制，认识健康和疾病互相转化的规律，探索防治疾病的医疗技术和恢复健康的新方法、新技术、新手段、新仪器，并以此提高当代医学科学技术水平，促进人民群众的身心健康。

2. 医学科研的特点

医学科研除具有一般科研活动的共同特点，如探索性、创造性、继承性、连续性和复杂性等外，还具有自身的特点。

（1）研究对象的特殊性

医学科研是探索人类的生命本质及疾病与健康关系的科学，以人本身或其他生物体为研究对象，其研究成果用于人体，关系到人民群众的生老病死，关系到千家万户的悲欢离合，关系到民族的兴衰。人不仅具有形态学、生理学等生物学的属性，而且还具有语言、思维、人际关系等社会属性和精神属性，因此，单纯地用生物医学规律、模式和还原论方法难以阐明和解释人的性质、规律、现象，还必须用医学心理学和社会医学的规律解释。

某些新技术、新设备、新药品的采用，可能使患者受益，也可能给患者带来不良后果，因此，医学科研的内容，从选题、设计到成果鉴定、推广应用，均应具有科学的预见性，应明确伦理责任。任何一项科研成果的临床应用，既要关注近期疗效，更要考虑远期效果；不但要重视对患者治疗的有益作用，还要注重由此带来的副作用；不仅要预见一般的副作用，更要防止可能产生癌变、畸变等严重后果。

知识链接：医学科研的类型

1. 基础研究：是指旨在增加科学、技术知识和发现未知领域规律的任何创造性活动。成果对广泛的科学领域产生影响，说明一般普遍真理，研究成果成为普遍的原则、理论或定律。

2. 应用研究：是指旨在增加科学、技术知识的创造性系统活动，但它考虑某一特定的实际目的。

3. 开发研究：推广新材料、新产品、新设计、新流程和新方法，改进样机和中间生产环节。

4. 基础研究、应用研究主要产生社会效益；开发研究主要产生经济效益。

（2）研究方法的多样性

医学科研的实验对象个体间的差异大，实验结果变异程度大，因此，我们必须慎重地分析、研究实验结果，采用科学、综合的方法进行总结、概括，以揭示人体生命的奥秘。医学科研除了要运用一般的自然科学知识和马克思主义方法论外，还有自己本身所特有的研究方法，如动物模型实验、人体实验、临床观察、心理测验及群体调查等。而且，生命是不可逆的，医学科研大多数程序复杂，要采取模拟方法，建立动物模型，当确证其对人体无害，才能用于人体。同时，医学研究时间较长，成果效益不能立即直接呈现。因此，任何科研成果应用于临床，要密切关注有益疗效和毒副作用，站在对患者身心健康及其家庭利益高度负责的角度，积极促进有益疗效的同时，应尽量避免、减少不良后果。

（3）研究活动的复杂性

人的生命运动是自然界最复杂的高级运动形式。同样，人的疾病发生和发展也是一个极其复杂的过程。人体的生命活动和疾病发展规律的复杂性，决定着医学科研任务的复杂性和艰巨性。首先，人的个体差异使同一病变在不同人体上呈现出不同的临床表现，同一药物在不同患者体内也可能会产生不同的效果和作用。例如，在少数特异体质的人身上，链霉素会引起耳聋，二硝基苯酚会引起白内障，甲苯磺丁脲会引起肝损伤，甚至中药也会引起"马兜铃酸肾病"等。其次，由于人的生命具有不可逆性，许多对人身有损害的医学科研手段都要严格限制，不能直接在人体上进行实验，必须经过动物实验证实无害后，才能逐步过渡到临床实验或人体实验。这就增加了医学科研的复杂性。

（4）研究成果的两重性

"载舟之水，亦可覆舟"，医学科研成果的应用是一把"双刃剑"，既有造福人类的一面，也可能会有危害人类的一面。任何一项医学科研成果，其可行性和有效性只有在大面积人群中得到验证，才能确定它的推广使用。如吗啡能镇痛，也会使患者成瘾；抗肿瘤药既能杀死有些癌细胞，同时又会杀灭人体快速生长的细胞，如白细胞、胃肠黏膜细胞等。为了实现促进和维护人类健康利益这个神圣的目的，科研工作必须持以严肃的态度，防止可能导致患者健康受损害，甚至丧失生命的行为。值得注意的是，在医学研究发展历程中，曾经出现过践踏人性尊严的、违反医学研究伦理要求、影响深远的罪恶事件。最为灭绝人性的例子，如 20 世纪两次世界大战期间，纳粹德国涉及人体的实验研究和化学毒气实战，日本在华部队的细菌战研究和细菌战实验。医学科研本身的特殊性决定了要对从事医学科研的人员提出更高的道德伦理要求。只有具备高尚道德修养的医务人员，抱着对人类极端负责的态度，才能实事求是地权衡利弊，审度得失，造福人类；反之，则会给社会和人民带来严重的危害。因此，良好的科研道德是医学科研的前提和必要条件。

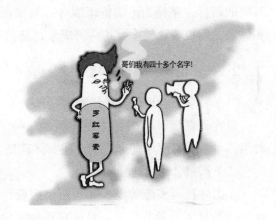

第 2 节　医学科研道德要求及其意义

【案例 9-2】 1975 年，洛克菲勒大学校长、美国医学科学家戴维·巴尔的摩因研究肿瘤病毒复制而获得了诺贝尔生理学或医学奖。1986 年 4 月，他与他的博士后研究生义麦利绪·卡瑞等根据移植基因、激发基因改变的鼠的资料和实验证据写成的原始论文，发表在著名的《细胞》杂志上。后有人发现，其发表的论文中的一些关键性实验从来没有人做过，有些虽做过但并不能获得论文所描述的结果。经美国国立卫生研究院科学道德委员会历时几年的调查，证实原来的文章有严重的科学不良行为。1991 年 3 月，巴尔的摩宣布收回在《细胞》上发表的论文，5 月在《自然》杂志发表检讨书，公开承认错误并致歉。

讨论与思考： 美国医学科学家戴维·巴尔的摩等发表论文中的一些关键性实验从来没人做过，有些虽做过但并不能获得该文所写的结果。这说明了什么？应怎样避免类似事件发生？

医学科研道德是一种职业道德，指医学科研中有益于人类、有益于科学的道德意识和道德行为。具体地说，指医学科研人员应该遵循的、用以调整医学科研人员之间及其与研究对象之间相互关系的行为准则和规范的总和。医学科研道德是医学科学研究不断发展的重要保证。

一、医学科研道德要求

1. 动机纯正，造福人类健康

科研选题的成功意味着成功的开始。医学科研的目标是认识人体生命本质，寻求增进健康、预防疾病、恢复健康、减轻痛苦的途径和方法，提高人类健康水平和生活质量，所以，医学科研人员必须根据社会和人民健康的需要来选择自己的科研课题，而不能过分地强调个人的意愿、兴趣和名利。正确的科研选题只有具备充分的科学性、社会性、伦理性，才能保证医学科研顺利开展。崇高的医学科研道德，可以使医学科研活动始终不偏离医学科研的目标，坚持为人类健康服务。如果医学科研人员动机不纯，重名利得失，畏惧困难和失败，就很难获得重大的科研成果，甚至误入歧途，给社会和人类带来严重的危害。

2. 严谨治学，尊重客观规律

（1）科学、合理地设计研究课题

研究课题设计不但要体现新颖性、科学性、实践性与可行性，按照统计学的"随机、对照和可重复"三原则来进行，还要体现良好的社会效益和与时俱进的时代感。

（2）严肃、认真地开展研究

在医学科研实施阶段，要严格按照设计要求、实验步骤和操作规程进行实验，切实保证实验数量和质量的要求。要认真观察实验中的各种反应，真实地记载实验中的阴性、阳性结果，做错了的必须重新做实验，以确保实验的准确性、可靠性和可重复性。

（3）客观、准确地分析数据

医学科研的数据分析要做到翔实可靠，来不得半点虚假。在实验过程中，任何各取所需、弄虚作假、人为篡改和伪造数据的做法都是不道德的，甚至是违法的。1973年4月，美国著名科学家赛宾在美国科学院宣布，他发现疱疹病毒可以引发某些人体肿瘤。一年后，他宣布收回以前发表的论文，因为该实验结果不可重复做出，无法验证其可靠性。同时，他在《美国科学院院报》上发表了收回论文的声明。这种知错就改的行为，得到科学界同行的一致赞誉。

3. 谦虚谨慎，尊重他人劳动

医学科研重大课题通常需要多学科、多部门、多专业人员的共同努力才能完成，因此对待科研成果应客观地评估他人和自己的劳动贡献：首先，应充分认识自己在研究过程中对前人或他人的成果做了哪些利用、吸收和借鉴，在此基础上，应以适当的方式表示感谢，并注明参考文献出处。其次，要正确对待署名排序问题。一般来说，应该实事求是，贡献大的署名在前。最后，要正确对待科研成果的鉴定和评价。科研成果应由同行专家如实地做出水平评价。当事者要正确地对待别人对自己成果的鉴定和评价意见，要善于听取别人提出的改正意见，不应采取不正当的手段来获得别人对自己成果的肯定和评价。

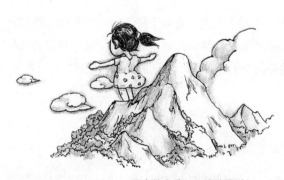

巨人的肩膀——传统医学

4. 百折不挠，正确对待成败

科学研究是一项艰苦的工作，任何科

学成果的获得都必须付出艰辛的劳动和大量的心血。科研工作中的失败也是难免的。在失败面前不可灰心丧气，要认真总结经验教训，继续探索。应该看到，许多科学研究在成功之前往往屡遭失败。一个献身科学的科研工作者，应该胜不骄，败不馁，永远保持高尚的医学科研道德情操。

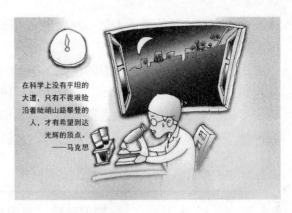

在科学上没有平坦的大道，只有不畏艰险沿着陡峭山路攀登的人，才有希望到达光辉的顶点。
——马克思

二、医学科研道德的意义

随着医学科研事业的不断发展，医学科研道德在医学研究领域里的地位越来越高，对推动医学研究有着举足轻重的作用。

1. 推动医学科学发展的重要精神力量

医学科研是为了维护人类健康，揭示生命运动的本质和规律，探索战胜疾病、增进健康的途径和方法。这一崇高目的是激发医务人员高尚情操的动力，引导他们认准方向，奋不顾身，执着探索，不断创新。医学史上许多名医的卓越成就所体现的正是他们为科学献身的精神和高尚品德。中医学有"神农尝百草，一日遇七十毒"之说。法国路易·巴斯德为研究狂犬病，在实验中因为疯狗不肯咬兔子，便不顾个人安危，通过吸管用嘴从疯狗口腔吸取含有病毒的唾液，再将唾液注射到兔子身上完成实验研究，这体现了巴斯德崇高的科研品质和献身精神。也有力地佐证了医务人员只有具备崇高的伦理思想，端正科研动机，形成坚韧不拔、百折不挠、勇于献身医学科研的崇高精神，才能推动医学科学的不断发展。

2. 协调科研活动中各种关系的根本条件

科学研究是一项集体创造的活动。随着科学技术飞速发展，当代医学研究的整体性和渗透性越来越强，既高度综合又高度分化，许多重大课题的研究，需要跨系统、跨学科的许多专业人员通力协作配合，需要集体的智慧和力量。如"人类基因组计划"是由世界范围内的众多科研人员协作完成的，我国只承担 1% 的任务，而这 1% 的任务也需要多学科、多领域的许多科研人员共同完成。如果没有道德修养、道德准则规范各方面的行为，调节各种关系，科研活动就难以进行。因此，医学科研工作者只有具备谦虚谨慎、团结协作的道德素养和优良品格，才能摆正个人在医学科研中的位置，产生强大的凝聚力，促使科研人员团结协作，使科研活动顺利进行。

3. 评价医学科研活动及其成果的重要标准

医学本身是无所谓善与恶的，但医学科研活动及其成果的运用总是与人、社会和自然发生一定的联系，因而必然会对人、社会和自然产生影响。医学科研是造福人类还是会给人类带来灾难，医学科研人员必须做出分析和评价。例如，器官移植、辅助生殖技术、基因工程等医学高新技术的发展，一方面提高了人类征服疾病、控制自身生命的能力，但另一方面也带来了许多令人忧虑的伦理、法律、社会问题。而科研医德提供了判断医学科研善与恶、裁决科研过程是与非、区分医学科研成果好与坏的重要标准。社会通过对医学科研人员的行为活动及其后果进行道德判断，扬善抑恶；医学科研人员通过对自身行为的自我评价，矫正违背医学科研道德的行为，坚持有利于医学发展、社会进步和人类健康利益的行为。

知识链接：医学科研假说的特性

1. 科学性：假说具有事实和科学理论的基础，也与已知的科学理论和基本事实相符合。与无事实根据的假说、迷信有天壤之别。
2. 推测性：根据科学思维推想，有待于进一步通过科学实验来检验或证实。
3. 系统性：能解释理、法、方、药及疗效、预后诸现象。
4. 可验证性：可被重复和验证。

思 考 题

1. 医学科研中的具体道德要求有哪些？
2. 医学科研道德的意义是什么？

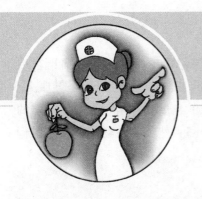

第10章 NO.10

人体实验与尸体解剖道德

　　人体实验、尸体解剖是医学科研的重要组成部分，但历史上出现的有关人体实验的臭名昭著的先例，让人们一直心有余悸，因此，如何妥善处理好人体实验、尸体解剖中的道德问题，对促进当代医学科研的发展十分重要。

第1节　人体实验道德

　　【案例10-1】　国际上著名的塔斯基吉梅毒实验是美国长期侵犯脆弱受试者权利的典型案例。该研究始于20世纪30年代，持续了近40年，直到1972年被媒体曝光后才停止。受试者全部是感染梅毒的非裔黑人男性，目的是研究无治疗情况下的梅毒自然史。1943年，美国已开始在全国范围用青霉素对梅毒患者进行治疗，甚至已经有免费的流动性病巡诊车，但是却把塔斯基吉研究中的受试者排除在外。这些受试者从来不知道自己得的是梅毒，研究人员只告诉他们其血液有问题。1972年，当该研究第一次在全国出版物上被披露出来时，公众十分愤怒，美国健康、教育和福利部任命特别顾问小组来调查该研究项目，保证不再发生这种实验，以维护弱者的人权。

　　讨论与思考：在进行人体实验时，受试者为什么要有知情权？受试者在人体实验时有哪些基本权利？

　　人体实验是一项极其严肃的科学实践活动，医学科研人员必须在明确并遵循一般道德原则基础上，用更加严格的医学人体实验道德来规范医学科研人员的行为，以保证人体实验在合乎人类道德与文明要求的轨道上运行。

一、人体实验的基本类型

　　人体实验是以人体为受试对象，用人为的手段有控制地对受试者进行研究和考察，以判断假说真理性的科学研究过程。人体实验的基本类型主要有：

1. 自愿实验

自愿实验是人体实验中最常见的类型，是受试者本人自愿参加的实验。参试者既可以出于经济的目的，也可以出于健康的目的或其他目的；既可以是患者，也可以是健康人。这种实验主要是针对新药、新技术的临床实验。从医学研究的角度看，由于具备了一定的或很好的医学科研的观察条件，也可以把投身于航天、战争和自然灾害现场的各种志愿行为看作是自愿实验。

2. 自体实验

自体实验是研究人员用自己的身体作为受试对象的实验。形成的原因多为研究者担心实验会对他人带来不利，或想通过实验亲身感受并获取第一手资料，包括实验的数据和信息等。这种实验的特点是结果准确可靠，危险性较大。如秘鲁医科学生丹尼尔·阿尔希德·卡里翁，为了找到一种名为秘鲁疣的皮肤病的对症治疗药，往自己身上注射了感染者的血液。39天之后，丹尼尔死于奥罗亚热。由于卡里翁的自我牺牲，人们后来找出了二者之间的联系，而卡里翁在秘鲁被追认为烈士与民族英雄。自体实验体现了科研人员探索真理的崇高献身精神，正是这些科学家崇高的为科学献身的精神和高尚的科研道德，不断推动医学事业向前发展。

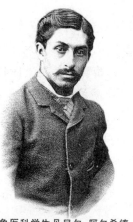

秘鲁医科学生丹尼尔·阿尔希德·卡里翁为了研究如何诊断秘鲁疣而向自己注射了取自他人疣处的血液，他随后死于奥罗亚热。

3. 欺骗实验

欺骗实验是为了达到实验目的，通过向受试者传达虚假的信息，使受试者参与的人体实验。欺骗实验的特点是对实验的危害性和实验手段、程序的合理性、有效性刻意隐瞒，研究者为了追逐个人名利而进行该实验。此类实验是对受试者知情同意权的侵害，对受试者健康和生命极度不负责任，既违背道德，又触犯法律。如1963年，纽约的一家医院给一些身体虚弱的老年患者皮下注射癌细胞，进行人体免疫反应研究。这些患者并不知道他们做了实验品，所幸的是，这项致病实验在开始没多久后即被制止，没有造成患者患癌的恶果。

4. 强迫实验

强迫实验是通过政治或暴力的手段，违背受试者意愿而进行的人体实验。它不仅侵犯了受试者的人身自由，而且还对受试者造成严重的身体和精神的伤害，是对神圣的医学科研事业的亵渎。日本731部队在我国东北用平民作为受试对象进行的化学武器以及细菌实验，第二次世界大战纳粹用俘虏做活体高空实验、冷冻实验等就是典型的强迫实验。这种人体实验无论结果如何，在道德上都应当受到谴责，在法律上都应当受到制裁。

5. 天然实验

天然实验特指研究人员在天然条件下对人体进行观察的实验。天然实验通常是由不受研究者控制的社会因素或自然灾害引起的，如战争、流行病暴发、水灾、旱灾、地震、雪灾等。天然实验的开始、发展、结束都是自然演进的结果，与研究者的设计和意志无关，所以这种医学研究是没有道德代价的。这类实验研究多在事件发生后开始设计，而且多为回顾性或描述性的研究。天然实验不损害受试者的自主性，有得无失，但可供利用的机会较少。

二、人体实验的道德评价

在古代，人们对人体实验均持否定态度，认为在人体上进行实验是邪恶、叛逆、不道德的行为。随着科学技术的进步，经过无数科学家、医学家的不懈努力，人体实验得到越来越多的支持。为了杜绝随意把人作为实验品，维护人体实验的道德尊严，世界卫生组织和一些国家的医学界、法学界的人士，曾多次召开会议，研究人体实验的原则，颁布宣言，确定了进行人体实验的行为规范。但是，人体实验是一项技术性和实践性都很强的活动，在实际过程中会面临主动与被动、自愿与强迫、科学利益与受试者利益冲突等矛盾。正确处理这些矛盾，权衡利弊得失，是对人体实验做出道德评判的基本着眼点。

1. 主动与被动

在人体实验中，实验者和受试者处于不同地位，起着不同的作用。实验者是人体实验的主导者，设计实验的整个计划，对实验的目的、方法、步骤和过程都有一定的估计，对实验中可能发生的问题和后果也有充分的预测，处于主动的地位。受试者虽然在自愿的情况下接受实验，但是他们多不懂医学知识和实验程序，在具体实验过程中大多听从组织者的指挥，处于被动的地位，因此，实验者需要有严谨的科学态度和高度的责任心，受试者的利益才能得到保障。为了减轻受试者的压力，受试者需要了解实验的目的、计划、过程、可能出现的风险及采取的对策和救急措施等。实验者在获得受试者的知情同意后，方能进行人体实验。

2. 自愿与强迫

采用强迫或欺骗的手段进行人体实验，是违背人权和人道主义的。在现实生活中，有些研究者出于个人目的，急于验证新药或新的技术在人体上使用的效果。在缺乏实验对象的情况下，他们或片面夸大病情，或夸大实验对受试者的益处，或迎合患者的需要，使患者或家属确信这是唯一的治疗方法，只好同意实验。未成年人的人体实验，一般由其监护人做出决定。针对那些患了"绝症"的患者，医务人员可以开展一些实验性治疗，即使这些实验性的疗法或药物没有充分的动物实验研究基础，但只要经验证明它们是有效的，这种行为就是对患者负责并有利于医学科学发展的做法，不能认为是对患者的强迫和欺骗。但它一定要有经验丰富的医务人员指导，必须有周密的医学监护和适当的医疗保护措施，并征得患者同意，经领导审查批准后才能进行。这种实验性治疗即使失败，也是合乎道德的。

3. 受试者权利与义务

人体实验需要大量的种类不同的受试者参加，每个受试者都会考虑自身的利益，考虑健

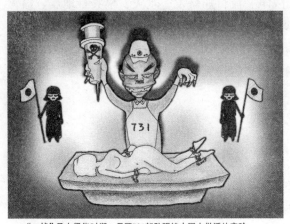

"二战"日本侵华时期，日军731部队强迫中国人做活体实验

康和生命能否得到应有的保护，这是受试者的权利。同时，每个人都应该为支持医学科学的发展尽义务，其中包括患者和健康人。这就形成了受试者的权利和义务的矛盾。在这对矛盾中，首先要尊重受试者的权利，把受试者的权利摆在首位。从实验者的角度看，人体实验是在受试者知情同意的情况下才开始进行的。在实验过程中，如果出现意外情况或发现受试者有危险，组织者应立即中止实验以维护受试者的权益，不管此项实验是否真的存在严重的危险。

4. 科学利益与受试者利益

医学科学技术是千百年来无数医学工作者在为患者临床诊疗和科学实验中不断探索而得来的。通过人体实验，可以不断获取各种增进人类健康、维护人类生命的药物、技术和方法，同时促进医学科学自身的发展。从这个意义上说，人体研究既有利于患者个人利益，也有利于科学和社会发展，双方利益是一致的。但在实际的研究和医疗活动中，始终存在着科学自身利益与受试者个人利益之间的冲突，需要实验者本着客观的态度，努力协调好各方的关系。在实验中，尽量减少对受试者的损害，以不造成受试者严重伤害或不可逆损害为前提，同时又能推动医学进步，力争在已有条件下获得实验的最佳结果。

知识链接：人体实验的方法

1. 常规实验：是按照一定的目的有计划地在有限范围内（指定的医疗机构、科研院所范围内的特定患者和自愿受试者群体）开展的人体实验。

2. 安慰剂实验：安慰剂对照是临床实验设置对照组常用的一种单盲实验方法。安慰剂是与实验药物形态、颜色完全一样而实际上不含此实验药物药理成分的制剂。安慰剂实验是在应用某种具体疗法时获取相关资料和数据的对照实验。

3. 双盲法实验：指实验者和受试者都不知情的实验。双盲法实验主要用于药物实验，其特点是实验者和受试者均不知道使用的药物，这样可以排除来自于实验者和受试者心理因素的影响；其实验结果最后由第三方来评价，以证明实验结果的客观性，提高实验的可信度和科学性。

三、人体实验的道德原则

人体实验既具有极大的科学价值，也存在着复杂的矛盾和道德问题。研究人员必须保持严肃、认真的科学态度，对人体实验行为加以规范。根据国际公认的《纽伦堡法典》（1946 年）和《赫尔辛基宣言》（1964 年），医学科学界提出了人体实验的道德原则。

1. 知情同意原则

在联合国教育、科学、文化组织任职的德国生命伦理学家欧勒·杜易荣先生强调："知情同意是医学伦理学的核心概念，也是遗传学及其临床应用的首要原则。"人体实验应该在受试者知情同意、自愿和没有任何外在压力的情况下进行。知情同意在人体实验中包括三个方面的要求：一是研究者要向受试者提供关于人体实验的真实完整的信息，包括实验的目的、方法、预期效果、潜在危险和应急措施等；二是受试者对人体实验信息有正确的理解，并能判断出实验措施有时对他们并非医疗所需或尚未成熟，而研究者有责任弄清受试者是否已经理解了这些信息；三是受试者应在没有强迫和不正当影响的情况下，自愿地做出是否参与实验的决定，并签署书面知情同意书。坚持知情同意的原则有利于保护受试者的权益，建立平等合作的研究关系，合理兼顾双方权益，从而确保实验的顺利进行。

2. 维护受试者利益原则

维护受试者利益原则是人体实验的核心伦理原则。医学研究的目的是为了提高疾病的诊断、治疗和预防效果，深入了解疾病发生的原因和发病机制，以便更好地维护人们的健康。因此，人体实验首先考虑的是维护受试者利益，不能只顾及科学和社会利益而牺牲受试者利益。维护受试者利益必须做到：

（1）实验前应充分预测实验过程中可能遇到的困难和问题以及预期效果，其效果对受试者的重要性一定要始终大于对科学研究和人类社会方面的影响；

（2）要经过可靠的动物实验后再做人体实验，科学严密地设计有效、安全的实验方案；

（3）在实验过程中必须采取充分的安全措施，以保证受试者在身体上、精神上受到的不良影响减轻到最低限度，一旦出现意外风险，无论实验多么重要，都要立即中止实验；

（4）患者拒绝配合某项研究工作时，绝不能影响医务人员对患者的合理治疗；

（5）主持实验者必须具有相当的经验，实验必须在经过严格训练的、有资格的人员和被认可的临床医务人员的监督下进行。

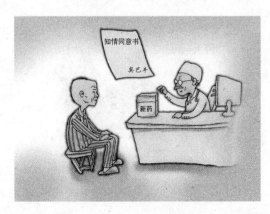

3. 医学目的原则

医学目的原则是人体实验的最高宗旨和根本原则。《赫尔辛基宣言》指出："包括人作为受试者的生物研究，旨在增进诊断、治疗和预防效果，以及对疾病病因学和发病机制的了解。"因此，一切违背这一目的，以科研为名，为个人私利或某集团的利益而进行的人体实验都是不道德的，都将受到道德的谴责，甚至法律的惩处。1945—1946年，国际军事法庭在德国纽伦堡对法西斯德国的首要战犯进行国际审判，其中竟然有23名医学专家。他们的罪行是对战俘和平民进行了灭绝人性的人体实验，这些实验大部分都出自非医学目的。

4. 科学合理原则

医学研究是对人的生命负责的，而生命是不可逆的，因此对人体实验的科学性及其合理性提出了极高的要求。其科学合理性包括：

（1）人体实验前有可靠的动物实验作为基础；

（2）人体实验设计必须严谨科学，并有严格的审批监督程序；

（3）人体实验结束后必须做出科学报告，发表论文和成果时，数据应准确无误；

（4）正确认识和使用对照实验。

由于人体实验不仅受机体内在状态和实验条件的制约，而且受心理、社会等因素的影响，为防止各种主观因素干扰，正确判定实验结果的客观效应，必须设置对照组。实验对照方法要求对照组观察的对象与实验组的条件基本一致，而且要同步进行对比研究，因此研究者在观察过程中应随机公正，不偏不倚，以保证研究结果的准确性、客观性和可信性。由此可见，设置对照组不仅符合医学科学需要，而且也符合医学道德的要求。

第2节　尸体解剖中的道德问题

【案例10-2】　死者贾某，男，62岁，因突发性左侧肢体无力、头痛前来急诊。CT示右侧丘脑出血并破入脑室。入院血压为185/118mmHg（24.61/15.69kPa），有15年高血压病史，既往有糖尿病史。经治疗后，患者生命体征稳定。入院后第12天，患者突然出现胸闷不适，大汗淋漓，面色绀紫，呼吸困难，四肢末端冰凉；血压为115/75mmHg（15.3/9.98kPa），2小时后经抢救无效死亡。由于其突然死亡，医患双方都难以预料，引起医疗纠纷。通过尸体解剖查明患者死因，患者因脑血管瘤突然破裂出血，形成血肿，患者死于继发性再出血，并非医疗事故。尸体解剖结果解决了医患纠纷中的关键问题，医院没有责任。

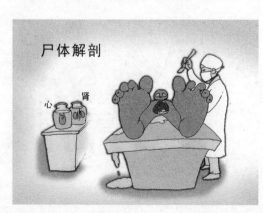

尸体解剖

心　肾

讨论与思考：脑血管瘤突发破裂出血引起猝死，通过尸体解剖查明死因，最后避免了医患纠纷，这能给我们什么启示？

古罗马著名医生盖伦说过："解剖学对医务人员的重要性，就像建筑师离不开图纸一样。"

医学史证实，尸体解剖是医学发展的重要条件和基础之一，是医学教育、医学科研和临床诊疗的重要组成部分。它可以帮助医务人员弄清一些复杂、疑难和意外死亡疾病的原因、发病机制，提高医务人员的诊断、治疗和科研水平，促进医学人才培养和医学科学的发展。同时，尸体解剖还可以为妥善解决医患纠纷、案件侦破提供科学客观的证据。

一、尸体解剖概述

医学发展深受东西方伦理观念和社会文化的影响，尸体解剖的道德问题在人类文明史上争论了 2000 多年，尸体解剖的发展也经历了相当曲折的历史过程。

1. 西方尸体解剖伦理的发展和现状

欧洲中世纪，是宗教统治一切的时代。人体解剖有违《圣经》教义，被严厉禁止，使解剖学上的一些错误观念延续千余年之久。在文艺复兴运动中，资产阶级提倡科学和理性，反对神学和迷信，崇尚科学和实践，主张人的自我解放。从此，一些医学家冲破教会的禁令，用唯物主义观点指导人体解剖和研究，医学逐步从神学的束缚中解放出来。16 世纪医学家维萨里，不畏宗教神学的压力，实地解剖了许多具人的尸体并进行研究观察，他于 1543 年出版了《人体构造》一书，提供了详细正确的人体结构知识，纠正了盖伦的错误，创立并奠定了人体解剖学的基础。18 世纪意大利的病理学家莫尔干尼，将 700 例患者的生前症状与其死后尸体解剖所见病变做了全面对照，以完整的尸体解剖文献记录，于 1761 年编成《论疾病的部位及死因》一书，从而创立了病理解剖学。在现代，一些医学比较发达的国家和地区，尸体解剖曾经达到 40%～50%，有的高达 85%，甚至接近 100%。然而，随着科学技术的迅速发展，尸体解剖率却呈现大幅下降趋势。美国尸体解剖率 1964 年为 41%，到了 20 世纪 90 年代中期只有 5%；日本医疗机构尸体解剖率 1977 年为 37.8%，到了 1995 年下降至 14.4%。据专家分析，国外尸体解剖率下降的原因主要有：第一，随着影像诊断技术的进步，使获取疾病信息的时间提前、能力增强，通过尸体解剖获取新知识的机会已经逐渐减少，开展尸体解剖的必要性大为降低；第二，国外许多医院评定标准中未包括尸体解剖率；第三，尸体解剖有可能发现某些医疗过失而引发诉讼，医疗界对诉讼问题抱有恐惧心理，因而不愿做尸体解剖；第四，文化和心理因素使病理学工作者不愿意做尸体解剖。

2. 我国尸体解剖伦理演变和现状

我国传统道德认为，"身体发肤，受之父母，不敢毁伤，孝之始也"。损毁尸体被认为是大逆不道，轻则受指责，重则要受到刑律惩罚。虽然我国早在 2000 多年前的医书中就有关于人体解剖位置的粗略描述，但我国的人体解剖一直没有能够发展成为一门独立的学科，直至清代，王清任才改变了这种状况。王清任反对陈旧、神秘的伦理道德观念，克服种种艰辛，在坟山弃尸身上解剖、探求，完成了著名的《医林改错》一书，在解剖学及其他医学理论上，做出了重大的具有创见性的贡献。20 世纪初，随着西方医学在我国的传播和发展，对尸体解剖的需求日益增加。经医学界的不断努力，1912 年我国颁布了

第一部《尸体解剖法》及《尸体解剖实施细则》，这推动了我国医学研究和教育的发展。但是，由于受封建伦理观念的影响较深，开展尸体解剖工作仍有很大阻力，死亡病理解剖率很低。20 世纪 50 年代我国的尸体解剖率为 10%～30%，但是自 20 世纪 70 年代以来，我国尸体解剖率再次开始出现明显下降趋势。目前，绝大多数医院甚至常年不做尸体解剖，少数大医院尸体解剖率也不到 10%。尸体解剖工作的滞后严重影响着我国医学事业的发展。为此，仍需要加大宣传、教育力度，提高全社会对尸体解剖工作重要性的认识。

二、尸体解剖的意义

尸体解剖可直接观察死者各器官、组织的病变，对发现新病种，判断死亡原因，验证临床诊断，分析诊疗措施是否合理得当，总结经验教训，提高医疗水平等多方面有极其重要的意义，还可积累教学、科研资料，是促进医学科学发展的重要方法。

1. 提高诊疗水平，促进医学发展

医务人员对患者进行诊疗，首先必须清楚人体结构，而搞清人体结构需要尸体解剖；搞清人体结构与功能的关系也需要尸体解剖；搞清药物的作用机制和其他一些治疗方法及治疗效果，也需要尸体解剖；患者出乎意料地死亡，为查明原因，吸取教训，改进诊断和治疗方法，也需要进行尸体解剖。通过病理解剖，可以使医师不断积累临床经验，提高诊疗水平。可见，从一定意义上讲，没有人体解剖学的发展，就没有医学的发展。

2. 有助于明辨是非，解决医疗纠纷

尸体解剖有助于查明临床上暴死或猝死患者的死因，为公正处理医疗纠纷提供有力的证据。《医疗事故处理条例》第 18 条规定：患者死亡，医患双方当事人不能确定死因或者对死因有异议的，应当在患者死亡后 48 小时内进行尸体检查；具备尸体冻存条件的，可以延长至 7 日。尸体检查应当经死者近亲属同意并签字。尸体检查应当由按照国家有关规定取得相应资格的机构和病理解剖专业技术人员进行。承担尸体检查任务的机构和病理解剖专业技术人员有进行尸体检查的义务。医疗事故争议双方当事人可以请法医病理学人员参加尸体检查，也可以委派代表观察尸体检查过程。拒绝或者拖延尸体检查，超过规定时间，影响对死因判定的，由拒绝或者拖延的一方承担责任。

3. 发现新疾病，获得规律性信息

在医学发展史上，医学科学的许多新发现都是通过尸体解剖获得的。据 1996 年国外发表的资料，自 1950 年以来，通过尸体解剖发现了动脉瘤样栓塞、原发性心肌病、脂质性肺炎、病毒性肝炎等十大类别的 87 种疾病。各类疾病增加的趋势引起流行病学者及临床工作者的极大关注，为此进行了深入研究。此外，通过尸体解剖还可以发现或认识使用药物等引起的各种医源性疾病，如大剂量皮质激素的应用可导致肾上腺皮质发生萎缩。

4. 促进科研活动，加速人才培养

尸体解剖本身就是一项重要的科研活动。尸体解剖有利于医务人员进一步提高辨认人体病变的能力，有利于冰冻切片取材，有利于病理医务人员发现并分析组织学病变，有利于培养医务人员结合临床表现分析多种病变之间关系的逻辑思维能力，它既是能力的培养，又是病理学理论知识的培训。对于医学生的培养而言，要成为一名合格的医务人员，系统的解剖学知识非常重要，如果医学生不亲自动手在尸体上进行系统的尸体解剖训练，而仅仅通过人体的标本或教材的线条图学习，是无法学好解剖学的。所以，尸体解剖既可以促进科研活动进一步深入开展，又可以加速人才的培养，医学生和医务人员可通过尸体解剖学到许多知识。

三、尸体解剖的道德要求

为了规范尸体解剖行为，原卫生部于 1957 年颁布了《尸体解剖规则》，1979 年 9 月 10 日又对此规则进行了修订，报国务院批准后颁布实施。尸体解剖工作应遵循的基本道德要求包括以下几个方面：

1. 目的纯正，理由得当

尸体解剖必须用于医学目的和法律目的。普通尸体解剖为教学服务，有助于培养医学生和促进教学与研究水平提高；病理解剖为医疗和临床研究服务，查清疾病发生、发展的规律，总结疾病的病理变化、死亡机制，有利于深化医学对疾病的认识；法医解剖为社会司法服务，对维护法律严肃性和社会秩序的安定，判断死者的死因、性质、身份等都有重要意义，且涉及法律上的量刑定罪，这些都是符合社会道德要求的。

2. 知情同意，手续完备

尸体解剖应当在征得死者生前或死者亲属许可并办理了合法手续后再进行。我国《解剖尸体规则》第 3 条规定："解剖尸体必须经过医师进行死亡鉴定，签署死亡证明后，方可进行。"不经死者生前同意或死者亲属同意且未办理合法手续或经特定部门批准而进行的尸体解剖或摘取器官的行为，是不合乎道德的。但在特殊情况下，为了医学目的，经过特定或有关部门的批准，也可以进行尸体解剖。有的即使死者生前或家属表示不同意，也可以进行尸体解剖，如疑似职业中毒、烈性传染病或集体中毒死亡者。

3. 严格操作规程，尊重、爱护尸体

解剖人员要尊重和爱护尸体，对尸体的尊重，是对死者的尊重；对死者的尊重，就是对人格尊严的尊重。在具体操作上要保持科学性，切口要规范，留取标本要考虑保持尸体外形完整，缝合符合要求；操作要严肃，不可随便摆弄、乱切、乱放尸体，不可有嬉闹言行；尸体解剖术毕要给尸体着装，佩戴好原饰物，对其贵重物品登记保管并向死者家属移

交。这既是尸体解剖的技术规范，也是道德要求，遵循这些道德要求进行尸体解剖，是人类文明不断进步的标志。

4. 宣传现代新观念，扩大尸源

医务人员应在社会人群中宣传尸体解剖的社会意义，引导社会成员破除传统心理和观念的影响，自愿在死后将遗体捐献给医学事业。特别是随着器官移植工作的开展，器官的供求矛盾日益突出，尸体器官已成为器官移植的最重要来源。所以，宣传新风尚，转变社会的观念，是解决尸体短缺、器官短缺的重要环节，也是医务人员的社会责任。广大医务人员也应与时俱进，宣传遗体捐献新观念，扩大尸体来源，以更好地为医学科研服务。

知识链接：尸体解剖类型

1. 普通解剖：限于医学院校和其他有关教学、科研单位的人体学科相关人员在教学和科学研究时施行。可收集供普通解剖之用的尸体：死者生前有遗嘱或家属自愿提供解剖者；无主认领的尸体。

2. 法医解剖：限于各级人民法院、人民检察院、公安局以及医学院校设置的法医科（室）施行，凡符合下列条件之一者应进行法医尸体解剖：涉及刑事案，必须经过尸体解剖始能判明死因的尸体；无名尸体需要查明死因及性质者；急死或突然死亡，有他杀或自杀嫌疑者；因中毒或烈性传染病死亡涉及法律问题的尸体。

3. 病理解剖：限于教学、医疗、医学科学研究和医疗预防机构的病理科（室）施行。凡符合下列条件之一者应进行病理解剖：死因不清楚者；有科学研究价值者；死者生前有遗嘱或家属愿意提供尸体解剖者；疑似职业中毒、烈性传染病或集体中毒死亡者。

思 考 题

1. 人体实验中的道德原则有哪些？
2. 解剖人员在尸体解剖工作中应遵循哪些基本的道德要求？

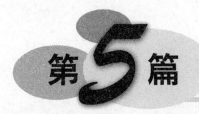

第5篇

生命与死亡伦理

　　生命和死亡作为个体人生的两端紧密地联系在一起，正因为有了生命，才有了充满生机的世界和丰富多彩的人类文明；正因为有了死亡，才使人们认识到生命的短暂和脆弱，从而反思、理解生命的意义和价值，更加尊重和珍惜生命。印度著名诗人泰戈尔说："生命如夏花之灿烂，死亡如秋叶之静美。"对人的生老病死进行研究，不仅是医学的主要任务，也是医学伦理学面临的重要课题。本篇主要探讨生命的含义、生命伦理观、辅助生殖技术、器官移植、基因诊疗、死亡判断标准、安乐死、临终关怀等与生和死相关的伦理问题。

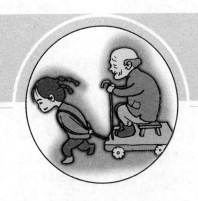

第11章 NO.11

生命道德

　　救死扶伤是广大医务人员的基本职责。而随着社会文明的不断进步，人们的健康观念和生命价值观已经发生明显变化。现代医学的目的不仅是为了维护和延长人的生命，更要注重提高患者生命的价值。

第1节　生命概述

　　【案例11-1】 患者郑某，男，65岁，工人，公费医疗。因肠梗阻和梗阻性黄疸急诊住某医院。体检：巩膜及皮肤黄染，右下腹轻压痛和肌紧张，左下腹触及一个直径4cm圆形质韧肿物，边界不清且随呼吸上下移动。综合CT、B超及胃镜检查结果，临床诊断结肠癌的可能性大，但不能完全排除淋巴瘤及十二指肠肿瘤，于是决定开腹探查。术中发现空肠近端壁上有直径5cm的肿物，肠系膜上有直径2cm的淋巴结肿大，空肠远端壁上有直径3cm的肿物，胰头附近有多个淋巴结肿大，胆总管扩张，结肠未见肿物。活检冰冻切片显示为恶性肿瘤，有淋巴结转移，因肿瘤已达晚期，失去了根治的可能性，故行姑息性手术。术后患者发生肺部感染、左心衰竭，继之又发生应激性溃疡，导致上消化道出血，虽经抢救，但病情仍反复，患者处于多器官功能衰竭状态。医生下病危通知，告知患者家属已无康复希望，并劝其放弃治疗。此时，虽然患者已欠下医院医疗费一万元，而家属不但不愿放弃治疗且要求输血等抢救措施。医务人员为避免与家属发生纠纷，遵照家属的要求而不惜一切代价地继续抢救半个月直至患者死亡，患者医疗费用总共为20多万元。

　　讨论与思考： 请对上述案例中医务人员及患者家属的行为进行伦理分析。

　　从地球原始生命的诞生到人类的出现，历经了30多亿年漫长的岁月，期间曾先后出现过16亿～160多亿种生物种类，而人的生命无疑是世界"最美的花朵"。但人的生命究竟是什么？衡量人的生命的标准又是什么呢？

一、生命的含义

生命是什么？不同的学科有着不同的看法。

哲学认为，生命是生物的组成部分，是生物具有的生存、发展的性质和能力，是生物通过生长、繁殖、代谢、应激、进化、运动、行为等表现出来的生存发展意识。生理学认为，生命是具有摄食、代谢、排泄、呼吸、运动、生长、生殖和反应性等功能的系统。遗传学认为，生命是通过基因复制、突变并经自然选择而进化的系统。现代生命科学认为，生命是蛋白质和核酸二者相互依赖、相互作用的统一体。

19 世纪下半叶，恩格斯从生物学的视角对生命进行了科学的定义：生命是蛋白体的存在方式，生命的本质是蛋白体的化学组成不断地自我更新。它的最基本的特征是蛋白质能通过新陈代谢作用不断地跟周围环境进行物质交换。新陈代谢一旦停止，生命就停止，蛋白质也就分解了。

在生物学中，人被分类为动物界脊索动物门哺乳纲真兽亚纲灵长目人科人属智人种。在生物属性上，人具有与动物类似的生理结构和自然本能，这被称为人的生物学生命。但是，人的行为是受自身意识支配的有目的、有计划的理性活动，而动物的行为则完全是为原始欲望所支配的本能活动。人的生命的本质特征在于人的自我意识，这被称为人的人格生命。人的自我意识是以大脑作为物质基础的，然而，生存在孤立状态中的人脑是不会产生自我意识的，"狼孩"尽管有人一样的大脑和人的遗传物质，但没有自我意识。可见人的这种自我意识，不是从受精卵开始就具有的，而是在生物学生命发育到特定的阶段，离开母体和社会接触后才逐渐形成的，在其现实性上，生命是一切社会关系的总和。

医学伦理学将上述两个方面有机结合起来，对人的生命进行定义：人的生命是自觉和理性的存在，是生物学生命和人格生命高度统一的有机体。其中，人的生物学生命是人的人格生命得以产生、存续和提升的物质载体，而人的人格生命则是区分人与非人的重要标志。因此，人既是生物学意义上的"自然人"，亦是社会学意义上的"社会人"。

二、生命的起始标准

人的生命具有生物属性和社会属性，衡量人的生命开始的标准必须考虑两个方面：一是生物学生命何时开始生命活动；二是社会何时承认这个生命体具有与社会人同样的人格。人的生命究竟从什么时候开始？历史与现实上均存在较大争议。国内生命伦理学界，从人的自然存在、社会存在的属性出发，将人的生命起始的标准分成三种：一是个体—生物学标准，反映人的生物学存在；二是承认—授权标准，反映人的社会存在；三是复合标准，反映人的存在是生物属性和社会属性的结合体。

1. 个体—生物学标准

该标准可分为早期说、晚期说和全期说三种观点。

（1）早期说

该学说认为，生命从受精卵起就开始了。持这种观点的人认为，即使是一个受精卵也应享有人所具有的全部尊严、价值和权利。另一部分人虽然赞成早期说，但他们认为人的生命应当从受精卵发育到第 14 天开始，理由是在此之前，胚胎还没有人的个别性差异。胚胎上的每个细胞都可分离出来并形成一个独立的胚胎。胚胎发育到 14 天，在子宫壁上着床，开始形成一个完整的多细胞个体，此时的胚胎再也不能分裂成独立的生命个体。

（2）晚期说

该学说主张生命开始于胎儿发育的晚期，即胎儿有了生活力之后，或者直到分娩才是生命的开始。此时胎儿能在子宫外存活，表明它已经成为一个独立的不再依赖母体的人的生命实体，已经具有完全意义上的人所享有的人的权利和尊严。在此之前，胎儿只被看作是母亲的附属品，虽然具有一定的独立价值，应享有一定的人类权利，但它不是完全意义上的人。

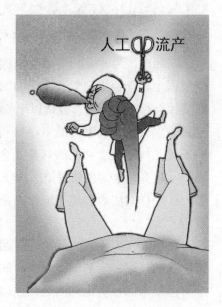

（3）全期说

该学说认为怀孕的各个阶段都是生命的开始。认为生命的形成是一个连续的过程，从受精卵着床到胎儿的发育、分娩以至分娩后的某些时间，即从受精到围产期都是人的生命开始的时间。

个体—生物学标准认为胎儿是神圣不可侵犯的生命。我国古代医学家认为堕胎就是杀害生灵。1965 年美国 50 个州禁止任何阶段的人工流产。个体—生物学标准强调从生物层面上认识人的生命。这一标准可能成为反对计划生育和优生学的伦理辩护。然而无论是受精卵、胎儿还是新生儿，它们都没有自我意识，仅仅只是具有发展成一个完全意义上的人的潜能。

2. 承认—授权标准

该标准认为，人的生命开始必须以胚胎发育到可以离开母体而存活为前提，同时必须得到承认和授权。首先是得到父母和亲属的认可，更重要的是得到社会的承认，得到社会授予婴儿的权利。从民族学上看，一些部落或民族习惯上不把胎儿认作是"人"。泰国北部的普沃卡伦人，认为从妊娠到出生后数天内不算人，在举行了赋予灵魂的仪式后就是人了。在我国的传统习俗中，不给流产的胎儿或早夭的婴儿办丧事，从中也可看出胎儿与人是有区别的。从法理上看，一些西方国家的法律在一定程度上把胎儿认作是"人"，赋予法律主体地位。《德国民法典》中规定："第三人在被害人被侵害时虽为尚未出生的胎儿，也发生损害赔偿义务。"在我国，胎儿被赋予比其他生物更高的道德地位，并在特定条件下，赋予了胎儿部分民事权利能力。2017 年《民法总则》第 16 条规定：涉及遗产继承、接受、赠与等胎儿利益保护的，胎儿视为具有民事权利能力的人。但是胎儿娩出时为死体的，其民

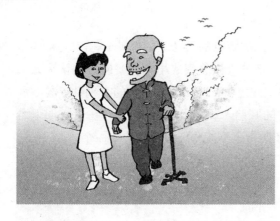

事权利能力自始不存在。

承认—授权标准一方面以胎儿的生物学存在作为确定生命标准的前提；另一方面则强调从人的社会属性来把握生命的起始点。承认—授权标准强调人的社会性而忽视胎儿、新生婴儿自身应有的生命权利，这一标准容易成为人工流产、弃婴行为的辩护理由。

3．复合标准

该标准认为，人的生命是生物学生命和人格生命高度统一的有机体。人的生命的开始应根据生物学、生理学和文化的因素加以综合判断。复合标准着重解决片面强调生物学存在或社会存在的问题，强调以生物学生命为基础，以人格生命为标准。它并不否认受精卵、胎儿的生命意义和胎儿的生存权利，但同时更强调人的生命权利的社会属性，而不把受精卵或胎儿与完全意义上的具备社会属性的人等同看待。即使受精卵已是生命的开始，但并不一定具有完全的生命价值；即使胎儿已是一个潜在的"社会人"，但并不完全具备与"社会人"一样的法律和道德地位。衡量受精卵和胎儿的生命价值时，还应该考虑它们的生命素质。

在理解人的生命的起始的问题上，复合标准是比较合理的。它一方面克服了个体生物学标准的缺陷，有利于计划生育和优生优育政策的实施；另一方面也克服了承认—授权标准可能带来的社会伦理问题，强调了个体社会化对社会进步与发展的现实意义，符合人类社会发展规律，对个体和整个社会都有积极意义。

三、生命价值观的新取向

随着人类文明的巨大进步，医学模式逐渐由生物医学模式向生物—心理—社会医学模式转变。人们对医学的期望不再仅仅局限于治病和延长寿命，而且还希望自己的生命有质量、有尊严、有价值。医学的社会化使医德有了更广泛的社会价值。而医学发展和新技术应用带来的新问题，亟须医学伦理学做出合理的解释，并为人们提供道德评价的依据。例如医学技术的发展一方面能让生命质量极其低劣的新生儿得以延长生命，但另一方面却面临医学资源极其稀缺的尴尬；器官移植技术让近乎凋谢的生命之花得以重新绽放，却又不得不面临供体来源不足和受体选择的困难。

长期以来，医务人员恪守生命神圣论和义务论的观点，为延长患者的生命而尽最大努力。如今，医学伦理观念正在发生转变。现代医德已不拘泥于生命神圣不可侵犯的观念，对于生命的看法已由生命神圣论，向生命神圣论、生命质量论、生命价值论相统一的方向转变。医务人员和社会在道德上都倾向于为提高患者的生命质量、生命价值而努力，不提倡把医疗资源无条件地耗费在无价值的医疗当中。此外，现代医德正在由实验医学阶段的义务论转向公益论和价值论相结合，并以公益论为核心的观念上来。现代医德不仅要求医务人员、医疗卫生部门对个体患者负责，还要求对患者家属负责，对社会负责。

第 2 节　生命道德观

【**案例 11-2**】　患者王某，男，76 岁，离休干部。因与家人争吵过度激愤而突然昏迷，迅速送至某医院急诊。经医生检查，仅有不规则的微弱心跳，瞳孔对光反应、角膜反射均已迟钝或消失，血压 200/150mmHg（26.6/20kPa），大小便失禁，面色通红，口角歪斜，诊断为脑溢血、中风昏迷。经三天两夜抢救，患者仍昏迷不醒，且自主呼吸困难，各种反射几乎消失，面对患者，是否继续抢救？医护人员和家属有不同看法和意见：医生 A 说："只要患者有一口气就要尽职尽责，履行人道主义的义务。"医生 B 说："病情这么重，又是高龄，抢救仅是对家属的安慰。"医生 C 说："即使抢救过来，生活也不能自理，对家属和社会都是一个沉重的负担。"但是，患者长女说："老人苦了大半辈子，好不容易才有几年好日子，若能抢救成功，再过上几年好日子，做儿女的也是个安慰。"表示不惜一切代价抢救，尽到孝心。患者的儿子说："有希望抢救过来固然很好，如果确实没有希望，也不必不惜一切代价地抢救。"

讨论与思考：对上述案例及各种意见和态度，你如何看待？

生命道德观就是人们对生命问题的基本认识和态度，是人们处理有关生命问题时所遵循的道德准则和规范。从古至今，人们对自身生命的伦理认识，经历了三个理论发展阶段：生命神圣论、生命质量论和生命价值论。

一、生命神圣论

1. 生命神圣论的含义

生命神圣论是强调人的生命至高无上且不可侵犯的一种生命伦理观。从《黄帝内经》"天覆地载，万物悉备，莫贵于人"，到《千金要方》"人命至重，贵于千金，一方济之，德逾于此"；从儒家主张"身体发肤，受之父母，不敢毁伤，孝之始也"，到佛教提出"救人一命，胜造七级浮屠"；从古希腊哲学家柏拉图告诫"生命是神圣的，我们不能结束自己和别人的生命"，到中世纪神学家托马斯·阿奎那警示"谁杀死自己，就是对上帝的犯罪"；从《希波克拉底誓言》承诺"绝不为妇人施堕胎术"，到《日内瓦宣言》强调"即使在威逼之下，我要从妊娠的时候开始，保持对人类生命的最大尊重，绝不利用我的医学知识做违反人道原则的事"。这些均体现了生命神圣的理念，任何生命个体不仅应珍惜自己的生命，而且绝对不允许践踏他人的生命权。

2. 生命神圣论形成的背景

生命神圣论的形成有着深刻的历史背景。客观上，早期人类社会生产力极其低下，人类抗击天灾人祸的能力非常有限。面对饥饿、疾病、战争和自然灾害的侵袭，脱离了团体的人们往往束手无策。同时，在自然界中，人的生命又极其脆弱和短暂。根据欧洲人寿命的历史统计资料，公元前欧洲人的平均寿命仅为 20 岁左右。即使在 16 世纪的伦敦，依然有 1/5 的儿童活不到一岁就中途夭折，另外 1/5 的儿童在 5 岁以前丧命。主观上，人类神学、人文主义和人权观念的形成进一步奠定了生命神圣论的思想理论基础。其中，神学将人的生死归结于神的意志；人文主义唤起人民对自由生命向往的崇高意识；人权观念使"天赋人权"和"人道主义"观念渗透于人们生活的方方面面。

3. 生命神圣论的伦理意义及局限性

生命神圣论强调尊重生命、敬畏生命、珍惜生命和关爱生命，促进了人种繁衍和人类生存。同时生命神圣论激励人们不断探索生命的奥妙，促进了人类医学事业的发展。自古以来，救死扶伤、防病和治病一直是广大医务人员的神圣使命。但是，随着人口增长和社会的发展，生命神圣论的局限性日益凸显：

首先，生命神圣论不利于计划生育、优生优育、安乐死和有关人体医学研究的实施。

其次，生命神圣论不利于医学资源的合理分配。严重生理缺陷的胎儿、新生儿和无价值濒死生命的救治必然会大量挤占社会其他人员的医疗资源。

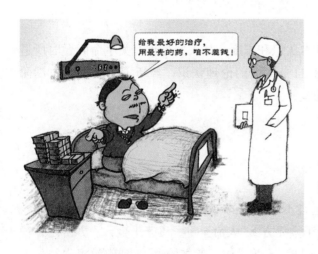

再次，生命神圣论不利于社会公平、正义价值观的形成。在面对一些更重要的价值时，"舍生取义"和"英勇就义"依然是对人们的道德要求。当今世界，废除死刑的呼声虽然很高，但剥夺一些人的生命依然是维持社会公平正义的重要手段。

最后，生命神圣论不利于人类社会的健康发展。劣生儿的存在，不仅对自身及家庭造成巨大的痛苦和沉重的负担，而且还会给社会带来压力并使人类的基因发生退化，影响人类的繁衍。

二、生命质量论

1. 生命质量论的含义

生命质量论是以人的自然素质的优劣高低来衡量其生命存在对自身、他人及社会的价值的一种生命伦理观。生命质量指包括智力素质和生理功能在内的生命自然素质状况，在医疗卫生实践中，它主要通过人的健康程度、治愈希望、预期寿命和智力状况等方面来体现。生命质量论强调：人的生命价值不在于生命存在本身，而在于生命存在的质量，人们不应单纯追求生命的长度，而应关注生命的质量，增强和发挥人的潜能。

2. 权衡生命质量的标准

伦理学中权衡生命质量的标准有三类：

（1）生命的主要质量

它指人体的身体和智力状态。这是区别正常人与不健全人的标准，这个标准把无脑儿、先天畸形视为非人，对其生命应考虑放弃救治。

（2）生命的根本质量

它指生命的目的、意义及其与他人在社会、道德上的相互作用。如晚期的癌症患者和不可逆的昏迷患者等，其生命已经失去生存的基本能力，放弃治疗是合理的。

（3）生命的操作质量

它指利用智商、诊断学的标准来测定智能、生理方面的质量。如有人把智商高于140者看作高生命质量的天才，智商低于70属于有心理缺陷的人，智商低于30者被视为有严重问题的人，低于20者则被视为非人。

生命质量是生命价值的载体。生命质量低劣者或新生儿缺陷者的存续，不仅自身无幸福可言，而且对家庭和社会均是一个沉重的负担。医务人员有责任和义务履行好婚前检查和遗传咨询中的职责，认真做好产前诊断和围产期保健，为社会做好优生服务。对待缺陷新生儿，医务人员应该持慎重态度。如果只是一般的生理缺陷，应恪守生命神圣论，全力加以施救，提高生命质量。如果新生儿生理缺陷非常严重，应向家属提出善意的忠告，在家属的同意下，放弃治疗。

3. 生命质量论的形成及伦理意义

生命质量论是20世纪50年代实验医学发展的产物，伴随着现代优生学的发展而发展，并随着人口、资源、环境问题的突出而日益受到人们的重视。生命质量论的基本道德信条是尊重人的生命，接受人的死亡。它在生命伦理方面具有重要的伦理意义。

首先，对生命质量的追求体现了人类追求自身完美的认识飞跃，适应了人类生存发展的需要。其次，为计划生育、优生优育相关政策的实施及对不需要生育的妇女采取避孕、流产等控制措施提供了理论依据。再次，生命质量论在生命神圣论的基础上，把个体的生命利益与群体的生命利益联系起来，为医务人员将医学资源倾向于更高生命质量的个体提供了伦理支持。复次，生命质量论把延长生命与保证生命质量联系起来，促进医务人员追求患者高质量的生命。最后，生命质量论为医务人员对不同生命质量的患者采取延长、维持、缩短或结束生命的方式提供了一定的道德取舍标准。

一般而言，生命质量与生命价值具有一

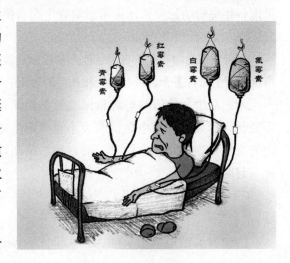

致性，但也有例外。例如，有的人生命质量很高，但其存在的价值很小甚至是负价值；而有的人生命质量很低，但其生命存在的价值很高，甚至超出常人，如斯蒂芬·威廉·霍金，虽然生命质量很低，但却因为对科学的杰出贡献而被誉为继爱因斯坦之后世界上最著名的科学思想家和最杰出的理论物理学家。因此，生命质量论也有一定的局限性，应辅以生命价值论。

三、生命价值论

1. 生命价值论的含义

生命价值论是生命神圣论与生命质量论相统一的理论，是根据生命对自身、他人和社会的效用而对其采取不同态度的生命伦理观。价值指客体对主体具有某种效用的属性。生命价值就是生命具有的对自身、他人和社会效用的属性。人的生命价值取决于两方面因素：一是生命本身的质量；二是生命对他人和社会的意义。前者是生命价值判断的前提和基础，后者是判断生命价值的目的和归宿。

2. 权衡生命价值的标准

根据不同的标准，可以将生命价值进行不同的分类：

（1）内在价值和外在价值

内在价值是生命具有的对自身的效用；外在价值是生命具有的对他人、社会的效用。一般而言，生命质量与外在价值成正比。生命质量越好，内在价值大，其生命的外在价值就越高，生命价值论主张对这样的生命给予更多的权利。相反，生命质量越低劣，内在价值越小，其生命的外在价值就越低，甚至是负价值，生命价值论主张对这样的生命无须尽更多的义务。

（2）现实价值和潜在价值

现实价值指生命已经显现出来的对自身、他人和社会的效用；潜在价值指生命目前尚未显现、未来才能显现出来的对自身、他人和社会的效用。人的生命价值是一个渐进发展的过程，因此在临床中不能以个体生命的某一阶段或某一时期的现实价值来判断它的生命价值，生命价值论主张还应考虑潜在生命价值。

（3）正价值和负价值

正价值指生命有利于自身、他人和社会的效用的实现，即对自身、他人和社会有积极效用；负价值指生命有害于自身、他人和社会的效用的实现，即对自身、他人和社会有消极效用。

人们对生命价值的理解和标准各不相同，生命价值的大小也会随着时间和条件的变化而变化，因此在评价生命价值大小和决定生命的取舍时，必须坚持生命神圣论和生命质量论的有机统一，将生命质量、治愈率、预期寿命、医疗需要、社会需要和治疗的代价等放在一起综合考量。

3. 生命价值论的形成和伦理意义

生命价值论形成于 20 世纪 70 年代。客观上是因为高新技术在医学领域的广泛应用，

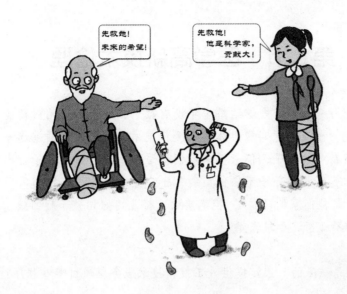

提高了人类的生命质量，延长了人类的寿命，增强了人类抵抗疾病、延缓死亡的能力，但导致人类人口、资源和环境问题日益突出；主观上则是因为患者权利运动等人道主义的觉醒，使人们的价值观念产生了显著的改变。在医疗活动中，人们要求以患者的生命质量为前提，尽量使患者的内在价值和外在价值相统一。

生命价值论探求生命存活的价值和意义，要求把生命的神圣建立在生命质量和价值的基础上，在注重生命质量和价值的前提下维护人的生命权利，这是生命伦理观的又一次飞跃。首先，生命价值论为人类全面认识人的生命存在的意义提供了科学依据，使医德的目标从关注人的生理价值和医学价值，扩展到对人的社会价值的关注；其次，生命价值论为计划生育、优生优育的政策的实施提供了道德论证；再次，生命价值论也为处理临床工作的一系列医学难题，如持续性植物状态患者的抢救、缺陷新生儿的处置和安乐死等问题提供了伦理依据。

生命神圣论、生命质量论及生命价值论表明了人类对生命伦理不断认识的过程，只有三者有机统一，方能表达对生命完整的全面的看法。生命之所以神圣，在于它有质量、有价值，离开质量和价值的生命并不神圣。

医德典范：一个值得托付生命的人——华益慰

华益慰，著名医学专家、北京军区总医院主任医师、中华医学会外科学会常务委员，白求恩奖章获得者，享受政府特殊津贴。专长为胃肠道、乳腺、甲状腺疾病的外科诊断治疗。他做过数千例手术，挽救了许多患者的生命，没有出过一次医疗事故和差错。从医56年，不拿一分钱，不出一个错，这种极限境界，非有神圣信仰不能达到。他是医术高超与人格高尚的完美结合。他用尽心血，不负生命的嘱托。华益慰一辈子只做一件事，那就是对得起患者。爱人，知人，医乃仁术。他一生兢兢业业，被患者誉为"一个值得托付生命的人"。

第3节　医学高新技术伦理

【**案例 11-3**】　上海一对青年夫妇结婚多年没有孩子，经查丈夫无射精能力，他们求助医科大学的一位教授。教授同意实施供体人工授精技术，特别为他们挑选一位智商高、身材高、相貌端正的供精者的精子，但未要求他们填写知情同意书。妻子生出一个儿子，欢欢喜喜回家。公公和婆婆发现孙子不像他们的儿子，经调查得知儿媳妇采用了人工授精技术，他们认为孩子不是他们家的"种"，拒绝接纳，将儿媳妇和孩子赶回娘家。儿媳妇携子状告婆家。丈夫声称不知情，要求离婚。

讨论与思考：谁是孩子的父亲？提供人工授精技术服务应通过哪些程序？

在医学领域，辅助生殖技术、器官移植、基因研究等医学高新科学技术的发展为人类战胜疾病、延长寿命和提高生活质量带来福祉，然而也引发了新的医学伦理问题，对医务人员提出了新的医德要求。

一、辅助生殖技术伦理

1932 年，A. 赫胥黎在他的科幻小说《奇妙的新世界》描写了这样一个社会：人类的生殖完全由医院在试管、器皿中进行，由人对卵子和精子进行操控，按照社会的需要生产出不同类型的人。随着医学高新科技的日益成熟，A. 赫胥黎幻想的世界及预见的社会伦理问题正在成为现实。

1. 辅助生殖技术概述

为了受孕，从卵巢释放的卵子沿输卵管进入子宫，在输卵管遇到大量精子的攻击，其中一个精子必须成功地进入卵子才会孕育出新的生命。如果男子无法正常释放精子或妇女的输卵管阻塞，就无法受孕。自然的人类生殖过程由性交、输卵管受精、植入子宫、子宫内妊娠等步骤组成。辅助生殖技术（assisted reproductive technology，ART）指采用医疗辅助手段替代上述自然过程某一步骤或全部步骤使不孕不育夫妇妊娠的技术。目前主要有人工授精、体外受精和无性生殖三种人工辅助形式。

（1）人工授精

人工授精是以非性交方式将精子置入女性生殖道内，使精子与卵子自然结合以协助受孕的方法，主要用于男性不育症。由于精液来源不同，人工授精分为同源人工授精和异源人工授精。前者是使用丈夫的精液，后者是使用供体的精液。1954 年英国医生谢尔曼教授首次用冷冻的人类精液人工授精并获得成功，人工授精生殖技术被广泛运用于临床，许多国家甚至建立精子库，给人类带来了许多益处。

（2）体外受精

又称试管婴儿，指分别将妻子或供卵者的卵子与丈夫或供精者的精子取出体外后，置于试管内使其受精，待受精卵发育至一定阶段后再用人工方法植入妻子或"代孕妈妈"的子宫内着床、发育和分娩的一种生殖技术。体外受精主要是为了解决妇女不孕问题，也可用于解决男性不育问题。根据精子、卵子及怀孕者是否为配偶的组合方式，体外受精共分4种方式：丈夫的精子与妻子的卵子、丈夫的精子与供卵者的卵子、妻子的卵子与供精者的精子、供卵者的卵子与供精者的精子。1978 年，英国诞生了世界上第一例试管婴儿路易丝·布朗。1988 年 3 月 10 日，在北京医科大学第三医院，中国大陆首例试管婴儿出生。

（3）无性生殖

即克隆，它是简单生命形态的生殖方式。它指生物体不通过性细胞的受精，而是由一共同的细胞、组织或器官繁殖而形成细胞群体或有机群体。这些群体中每个细胞的基因彼此都是相同的。1997 年，英国科学家用从一只成年母羊乳房内取出的体细胞成功克隆出绵羊"多利"，意味着人类的克隆技术已经从植物、低等动物的克隆发展到高等哺乳动物的克隆。与其他技术相比，克隆最大的特点是违反生物进化的自然发展规律，无须精子和卵子的结合，所有的基因都来自单亲，通过单一的卵子和体细胞即可复制相同基因的生命个体。克隆人一旦出现，必将扰乱社会家庭的正常伦理关系，也将对人权和人的尊严构成严重的挑战。由于克隆人引发的问题十分复杂，世界各国纷纷立法严厉禁止克隆人。

2. 辅助生殖技术的伦理问题

ART 使不育夫妇实现了妊娠生子的愿望，由不育引发的相关问题也随之得到解决。但是，现代生殖技术使生育不再是自发性偶然事件，而成为人类可以加以控制和利用的必然过程，由此也引发了一系列社会伦理问题。

（1）ART 切断了生儿育女与婚姻的联系，把生儿育女变成了配种。它将神圣的婚姻家庭演变成医学生物实验室，使男女无须配偶也能生育孩子，对传统性爱和婚姻家庭道德观念构成了严峻的挑战。

（2）ART 容易使遗传的、妊娠的父母身份与养育的父母身份隔离，这种分离可能会危及家庭和社会结构。通过 ART 诞生的孩子彼此可能会因互不知情而发生婚配，最终引发遗传和伦理关系的混乱。

（3）ART 为供精（卵）者提供了一个在传统的生殖中不存在的遗传或妊娠角色，使家庭关系复杂化。谁是孩子的父母？精液、卵子的商品化是否有悖于供者人道主义的初衷并引发拜金主义等观念的滋生？这些均可成为反对ART 的理由。

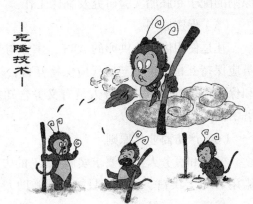

对于 ART，我们既要尊重我们文化的固有价值，又需尊重不同文化的多种价值；既要鼓励研究，推进科学技术的发展，又要在这种技

术进展威胁其他重要价值时加以约束；既要满足人们想当父母的合理愿望，又要为了社会和后代的利益约束生殖的自主权。为了处理生殖技术引发的种种伦理学难题，更需要在后果论和义务论之间保持必要的弹性，尽可能把人类传统的道德价值与为人类带来的最大幸福结合起来。

3. 开展辅助生殖技术的伦理原则

为进一步规范 ART 发展与应用，减少这一技术引发的道德问题，2015 年，我国卫生与计划生育委员会根据 2003 年颁布的《人类辅助生殖技术规范》《人类精子库基本标准和技术规范》和《人类辅助生殖技术和人类精子库伦理原则》，制定了《人类辅助生殖技术配置规划指导原则（2015 版）》，进一步明确了 ART 实施过程中的伦理原则。

（1）有利患者原则

医务人员有义务告诉患者目前可供选择的治疗手段、利弊及其所承担的风险，选择最有利于患者的治疗方案；加强对供精者、供卵者身体检查力度，排除传染病者供精、供卵，避免将病毒传染给受体和孩子。

（2）知情同意原则

ART 必须在夫妇双方自愿同意并签署书面知情同意书后方可实施；医务人员必须使辅助生殖技术适应证夫妇充分了解实施该技术的必要性、可能承受的风险、实施程序、成功率、费用等事项；医务人员有义务告知捐赠者对其进行健康检查的必要性，并获取书面知情同意书。

（3）保护后代原则

医务人员有义务告知受者通过 ART 出生的后代与自然受孕分娩的后代享有同样的法律权利和义务，包括后代的继承权、受教育权、赡养父母的义务、父母离异时对孩子监护权的裁定等；扩大供精、供卵来源，做好 ART 出生孩子婚前检查，避免同一生物学父母的孩子近亲结婚。

（4）社会公益原则

医务人员必须严格贯彻国家人口和计划生育法律、法规，不得对不符合国家人口和计划生育法规和条例规定的夫妇和单身妇女实施 ART；不得实施非医学需要的性别选择；不得实施生殖性克隆技术；不得将异种配子和胚胎用于 ART；不得进行各种违反伦理、道德原则的配子和胚胎实验研究及临床工作。

（5）保密原则

凡是使用供精、供卵的 ART，供方与受方夫妇应保持互盲，供方与实施 ART 的医务人员应保持互盲，供方与后代应保持互盲；机构和医务人员对 ART 的所有参与者有实行匿名和保密制度的义务；医务人员有义务告知捐赠者不可查询受者及其后代的一切信息，并签署书面知情同意书。

（6）严防商业化原则

机构和医务人员对要求实施 ART 的夫妇，要严格掌握适应证，不能受经济利益驱动而滥用 ART。供精、供卵者只能以捐赠助人为目的，禁止买卖，但可以给予捐赠者必要的误工、交通和医疗补偿。

（7）伦理监督原则

实施 ART 的机构应建立生殖医学伦理委员会，并接受其指导和监督，生殖医学伦理委员会应依据上述原则对 ART 的全过程和有关研究进行监督，开展生殖医学伦理宣传教育，并对实施中遇到的伦理问题进行审查、咨询、论证和建议。

二、器官移植伦理

器官移植技术是 20 世纪最伟大的医学成就之一，它使许多濒临死亡的患者恢复了健康，延续了生命。但器官移植技术本身面临的伦理挑战以及供需矛盾突出所带来的伦理问题，也给医务人员提出新的伦理要求。

知识链接：人体器官移植

人体可以再利用的器官和组织包括：两个角膜；内耳、锤骨、砧骨和镫骨各两个；一个颌骨；一个心脏；一个心包；四个独立心脏瓣膜；两个肺；一个肝；两个肾；一个胰脏；一个胃；206 块骨骼；大约 1.86 平方米的皮肤；超过 96560.64 千米长的血管和大约 2.52 千克的骨髓。

---

1. 器官移植概述

器官移植指用手术的方法，摘除人体某一器官并将它移植到自己或另一个个体体内的某部位。捐出器官的一方称为供体，接受器官的一方称为受体。根据供体和受体遗传上的关系，器官移植一般分为自体移植、同质移植、同种移植和异种移植。

20 世纪 50 年代以来，随着器官移植中血型吻合、器官保存和器官排斥三大难题的破解，器官移植技术得以顺利应用于临床并获得迅速发展。1954 年，美国医生约瑟夫·默里在波士顿为一对同卵双生子所做的肾移植手术获得了成功，该案例成为人体器官移植划时代的标志。人体器官捐献是一份"生命的馈赠"。一位公民在生命之旅抵达终点时，将器官无偿捐献去点亮另一个濒临绝望的生命，实现无私大爱和生命接力。在我国，越来越多的公民选择器官捐献。2010 年，公民自愿捐献器官试点时，我国仅有 34 例，而 2016 年已达到了 4080 例，数量位居世界第二位。

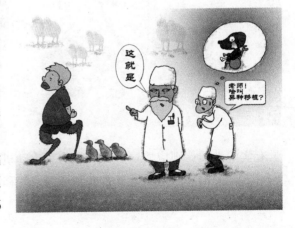

2. 器官来源伦理分析

器官移植的最大问题是器官的来源问题。目前人体器官的来源主要有器官捐献、器官买卖、胎儿器官、人造器官、动物器官等。

（1）器官捐献

器官捐献包括活体捐献和尸体捐献。活体捐献由于较好地贯彻了自愿和知情同意的原则，曾被认为是最没有道德争议的器官来源。但活体捐献并不完美，主要原因是：一是如果捐献者健康受损，甚至出现悲剧，则活体捐献行为往往需要重新进行伦理论证；二是媒体和社会舆论的渲染，往往使那些面对活体器官捐献行为选择的人面临压力。尸体捐献又分自愿捐献和推定同意两种情况。自愿捐献指死者生前以某种被法律或公众认可的方式，表达了死后捐献器官的意愿，或者死后由亲属表达了代其捐献器官意愿的捐献。推定同意指由政府授权给医师，允许他们从尸体上收集所需要的组织和器官。反对者认为推定同意不能真正体现知情同意原则。

（2）器官买卖

在商品经济社会中，人们认为凡是稀少奇缺的东西都可以用商业化来解决供求上的不平衡，人体器官当然也不例外。赞成者认为，允许器官买卖能增加器官的供应，缓和供需矛盾，同时也能有效缓和医务人员和受体家属之间的矛盾。反对者则认为，个人并没有处置自己身体的绝对自由，器官买卖不但无法做到真正知情同意，而且容易造成两极分化。

（3）胎儿器官

胎儿器官移植一般不出现明显的免疫排斥反应，临床上已有应用胚胎中枢神经组织移植治疗帕金森病、小脑萎缩的成功经验。使用胎儿器官引发的伦理问题包括胎儿是不是人，应用胎儿的器官、组织、细胞是否需要强调知情同意，医师应该去问谁，出于治疗目的培育胎儿是否道德，胎儿器官、组织、细胞的产业化是否合乎道德等。

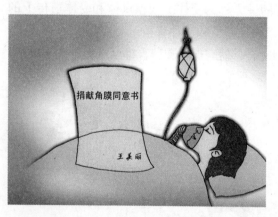

（4）人造器官

人造器官指能植入人体或能与生物组织、生物流体相接触的材料，以及具有天然器官组织的功能或天然器官部件功能的材料。人造器官受到的伦理挑战有：人造器官是否是患者的唯一选择，患者的知情同意状况如何，人造器官是否应该优先于其他器官来源。

（5）动物器官

目前，人们对使用动物器官存在三个伦理疑问：第一，该项技术是否成熟，若移植具有实验性质，则应质疑医务人员的手术动机；第二，移植是否是患者的最后选择，有没有可替代的治疗方法；第三，患者是否清楚移植动物器官的后果，患者在心理上能否接受动物器官。

3. 器官移植的伦理原则

器官移植技术的研究与应用是医学科学发展的需要，更是人类健康利益的需要，在临床中，医务人员必须遵循一定的伦理原则，方能保证器官移植技术真正造福于人民。

（1）健康至上原则

在人体器官移植技术的应用中，既要把是否符合受体利益作为医师行为是否合乎伦理道德的第一评判标准，又应该对供体给予足够的尊重和必要的保护。

（2）唯一选择原则

该原则要求把唯一性作为选择使用人体器官移植技术的前提。这是因为：第一，器官移植的风险太大；第二，器官移植的代价太高；第三，器官移植技术作为卫生资源，十分稀缺。

（3）自愿无偿原则

人体器官移植应当遵循自愿、无偿的道德原则，任何组织或者个人不得以任何形式买卖人体器官，不得从事与买卖人体器官有关的活动。

（4）知情同意原则

器官移植应该让受体及其家属知晓器官移植手术相关的各种信息，如移植过程、费用、预后、并发症等，并征得其同意后方可实施手术。

（5）保密原则

从事器官移植的医务人员应当对供体、受体和申请器官移植手术的患者的个人资料保密，以免给他们的生活带来负面影响。

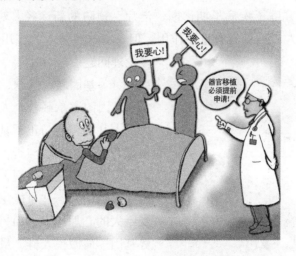

（6）公正原则

医务人员应当公平合理地对待器官移植的受者和捐献者。公正原则包括谁可优先获得可供移植的人体器官以及怎样对待捐献器官的人才算公平与公正两个方面。

（7）伦理审查原则

器官移植必须接受伦理委员会的审查，并在伦理审查通过后方可实施。这一原则要求每一例器官移植及器官摘取都应在术前接受伦理委员会的审查。

三、基因诊疗伦理

1. 基因诊疗概况

基因诊疗是 20 世纪 70 年代发展起来的一种全新的临床诊断和治疗方法。2017 年底，国家基因库二期工程建设已正式启动，这将极大地推动基因技术在我国医疗领域的应用与发展。

基因诊断是通过探查某种基因的存在或缺陷而对人体健康状况做出准确和快速的判断。采用的方法通常有核酸分子杂交法（即DNA探针）和聚合酶链反应法（polymerase chain reaction，PCR）。如疱疹病，用通常的检测方法至少一周，而用DNA探针几个小时就能知晓结果；用PCR技术检测乙肝病毒比用其他方法灵敏1万倍。

基因治疗指将正常基因植入人体，以纠正或补偿因基因缺陷和异常引起的疾病，达到治疗疾病、增强体质甚至改造人种的目的的方法，通常包括生殖细胞基因治疗和体细胞基因治疗。生殖细胞基因治疗，理论上是将正常细胞基因转移到患者的生殖细胞（精细胞、卵细胞、早期胚胎），使其发育成正常个体，这是理想的治疗方法，它能从根本上治疗遗传病，但目前这一方法正处于研究和实验阶段。体细胞基因治疗是将治疗基因插入人体细胞内，使其表达基因产物，以达到治疗目的。利用此方法已对一些单基因遗传病取得一定疗效，现在研究的重点正向多基因疾病如肿瘤、心血管疾病等扩展。

2．基因诊疗伦理分析

基因医学技术是20世纪以来科学领域取得的最令人瞩目的成就之一。它进一步加深了人们对疾病的认识，开辟了疾病早期诊断、治疗、预防的新途径，对人类攻克疑难杂症，促进人类健康，提高人口质量具有重要作用。但是，这些技术的应用也暴露出或隐含着许多伦理问题。

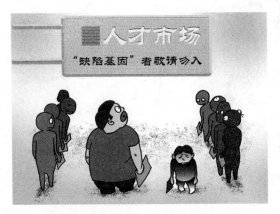

（1）基因歧视问题

基因图谱承载着个人全部的生命秘密。如果个人基因构造与正常基因组不同，成为基因携带者，无论致病与否，泄露后均可能导致个人和家族成员遭到歧视，影响他们的就业、保险和婚姻生活，并可能沦为"基因贱民"而承受巨大的心理压力，而另一些人由于拥有"优势基因"而傲视人群，最终影响社会和谐。

（2）医疗伤害问题

基因治疗目前还处于实验阶段，甚至谈不上常规的临床治疗。基因治疗存在相当大的风险，主要是无法控制外源基因导入人体后表达的准确性、稳定性，从而对患者造成危害，这势必对人的生命价值造成极大冲击。

（3）社会不公问题

当前基因治疗的费用十分昂贵，绝大多数患者因无力承担而难以受益。当许多人的基本医疗需求还得不到保障时，耗费巨资去发展和应用一项只有富人才能受益的技术，这是明显有失社会公平的。

（4）基因设计问题

基因检测、治疗的开展，有可能使一些人热衷于把"优势基因"转入自体或下一代，设计某种"标准基因型"的完人，一旦胚胎或胎儿基因检查令人不满就加以淘汰。这种对

"优势基因"的追求，可能导致纳粹主义优生学的死灰复燃。

3. 基因诊疗伦理原则

鉴于基因诊疗的利弊得失，许多国家都十分重视对该技术的伦理监控。目前，国际医学界基本达成共识：一是此类研究只用于疾病的治疗，不用于人种改良；二是基因改造仅限于体细胞而非生殖细胞；三是必须遵守下列伦理原则：

（1）尊重患者

医务人员在进行基因诊断时发现基因缺陷患者，应像对待其他患者一样，尊重他们的人格和权益，帮助他们获得最大限度的康复，不能出于谋求自身名利的动机而仅把他们作为实验的对象。

（2）知情同意

实施基因诊疗前，医务人员须向受试者、患者及利益相关人员进行适当的解释，让其充分理解相关问题的信息（如风险、效益信息等），充分尊重个人的自主权。

（3）无害原则

基因诊疗前，医务人员必须确信：基因疗法是唯一有效的治疗手段；已通过一定的实验，对运用于人体的疗效和风险做出了评估，预期疗效大于危险；获得有关部门的同意。

（4）保密原则

基因信息属个人隐私，医务人员应为患者或受试者保密，以免给他们的生活、就业、保险和婚姻等带来负面影响。

思 考 题

1. 论述生命价值观的历史演变及其在医疗活动中的现实意义。
2. 分析医务人员在辅助生殖技术中的伦理要求。
3. 阐述医学人员和医疗机构在器官移植中的伦理要求。
4. 简述基因诊断的伦理原则。

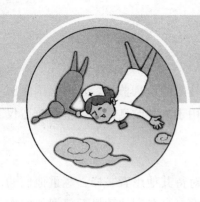

死亡道德

　　长期以来，人们忌谈死亡话题，视死亡为痛苦、恐惧和不祥的事情，并千方百计地回避它。根本原因在于死亡是未知的、深不可测的，它让我们丧失生命，失去人世间所拥有的一切。然而，自从地球有生命以来，死亡是任何生物用任何力量都无法抗拒的自然规律。庄子认为，"生也死之徒，死也生之始，孰知其纪！人之生，气之聚；聚则为生，散则为死。若死生为徒，吾又何患！"古希腊思想家伊壁鸠鲁也认为，我们完全没有理由惧怕死亡，因为我们活着时，死亡不存在，而我们死亡时，我们不存在。恩格斯说，生命总是和它的必然结果——死亡联系在一起的，辩证的生命观无非就是这样，生就意味着死。逃避死亡不如直视死亡，这样反而能意识到生命的价值和意义，减少对死亡的恐惧和焦虑心理，从而更加热爱生活，珍惜生命。

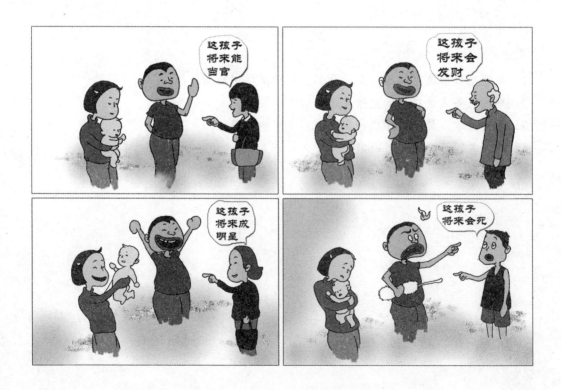

第1节 死亡判断标准

【案例12-1】 1983年1月,25岁的南希在一个冰雪之夜遭遇车祸,她处于植物人状态,一躺就是7年。她除了有咳嗽、睁眼及吞咽反射外,无任何知觉和意识。美国密苏里州政府每年为南希支付的医疗费是13万美元。父母根据南希生前的愿望,要求撤除胃饲管"让她走!"医院表示可以,但要经法院裁决。1987年7月,地方法院裁决同意南希父母的要求,但州政府官员不服而上诉。1988年11月,州高等法院以四比三的表决,否定了原审法院的裁决,裁定南希仍然活着,撤除胃饲管就等于预谋杀人,南希的父母不服又上诉到联邦最高法院。1990年6月,联邦最高法院以五比四的表决,禁止南希的父母撤除其女儿的胃饲管。理由是,南希的父母缺乏明确而令人信服的证据证明南希本人如有意识时会要求终止治疗。

讨论与思考:请从你的价值观角度分析此案例。

一、概述

自从地球上有人类活动以来,已经有不计其数的人离开了人世。虽然这么多生命已经逝去,但由于死亡的不可经验性和不可重复性,所以它仍然像司芬克斯之谜一样,成为古往今来人们孜孜以求的奥秘。如什么是死亡,如何找到"生"与"死"的临界点,死亡时刻发生了什么变化,人体在濒死时的感受是什么,是否有死后世界,死亡的价值和意义是什么……这些问题有些属于哲学,有些属于宗教,有些属于医学,有些兼而有之。一般而言,对待死亡的态度主要有拒绝、美化和接受三种。拒绝死亡的态度认为,死亡是邪恶势力对人的入侵,表现为对死亡的极度恐惧,主要通过巫术和逃避的方式来对抗;美化死亡的态度认为,死亡是回归美好世界的一种方式,如基督教的天堂、佛教的极乐世界,通过祈祷和注重来生来世的方式对待死亡;接受死亡的态度认为,死亡是生命的重要组成部分,是一个顺其自然的过程,既不逃避也不刻意追求,而是直面死亡,认识死亡,通过注重今生今世的方式接受死亡,如我国道家思想、现代西方哲学思想。

如何看待死亡,不同学科领域有着不同的观点。社会学认为,人的本质属性是社会属性,死亡是社会关系的完全中断,是人的本质属性的彻底消失;哲学认为,通过思考死亡来体会生命的价值,能更好地为人们寻求幸福有意义的人生;法律认为,每个人都是特定权利的享受者和义务的承担者,死亡意味着个人权利的丧失和义务的免除;宗教认为,死亡并非生命的结束,而是通往天堂或地狱的一种过渡形式,是来生的开始。医学根据临床观察的病理变化状况,将死亡大致分为濒死期、临床死亡期和生物学死亡期三个阶段。

二、死亡判断标准及其伦理问题

1. 传统死亡判断标准及其局限性

（1）传统死亡判断标准的历史发展

原始人把灵魂离开躯体称为死亡，而确定灵魂是否已经离开躯体的标准是呼吸的停止。在古代，检验和确定人是否死亡，一般是将很轻的新絮放在垂死者的口鼻上，来测定垂死者是否已经停止呼吸。如果不见新絮摇动，说明垂死者呼吸已经停止，即可宣布死亡。这是一种典型的以呼吸中止作为死亡标准的习俗。在中国的俚语中，"断气""没气"就是死亡的代名词。随着人类对自身认识能力的提高，古人逐渐通过日常的观察和狩猎活动，形成了以心脏停止跳动作为死亡的判断标准，即心死亡标准（heart death）。心死亡标准的最早记载可从古代洞穴壁画中所描绘的史料得知。古人在洞穴的壁画中所描绘的被捕猎的动物，都是用箭、长矛刺中动物的心脏来表示它的死亡，在古埃及的石碑和墓碑上，还可以看到这样的彩绘石刻，上面的图像常常表现死者被带到身居宝座的太阳神面前，而死者手上托着的是自己的一颗心脏。直到20世纪50年代，医学仍然认为衡量死亡的根本标准是心肺功能丧失，即呼吸、心跳和血液循环的完全停止。1951年，美国《布莱克法律词典》第四版对死亡的定义是："生命之终结，人之不存在，即在医务人员确定血液循环全部停止以及由此导致的呼吸、脉搏等动物生命活动终止之时。"我国《辞海》也将死亡定义为心跳和呼吸的完全停止。

（2）传统死亡判断标准的局限性

随着医学科学技术的不断发展，传统死亡判断标准越来越表现出它的局限性，主要表现在以下几方面：

第一，心跳和呼吸的停止并不等于死亡。现代复苏技术、人工呼吸机、心脏起搏器能将心跳和呼吸停止的患者"起死回生"，如1967年南非医生巴纳德首次成功地进行了心脏移植手术，将一颗健康心脏顺利移植到一个心脏功能衰竭的患者体内，彻底打破了心脏功能丧失等于死亡的传统观念。"人工心脏"是近20年发展起来的一项新兴技术，它是一种机械辅助循环系统，主要用于急性心肌炎、严重心力衰竭患者，人工心脏技术的发展，大大提高了心脏功能衰竭患者的生存率和生活质量，心脏功能的人工可替代性也表明传统死亡判断标准不够科学。

第二，有心跳和呼吸并不等于生命延续。有些患者借助于先进医疗设备可以维持一段时间心跳和呼吸功能，但一旦撤除这些设备，这些没有自主呼吸功能的患者便会在很短时间内死亡。

第三，传统死亡判断标准面临着伦理和法律的严峻挑战。因为对死亡判断不够准确，使得医务人员难以确定何时放弃对濒死患者进行抢救。如果对心跳或呼吸停止的患者过早放弃抢救，将使他们丧失生存的机会；如果对依靠医疗设备仍有心肺功能但失去抢救价值的患者一味实施抢救，将浪费有限的卫生资源，导致患者亲属人财两空。

2. 脑死亡判断标准及其伦理问题

（1）脑死亡判断标准的历史回顾

由于传统死亡判断标准存在局限性，从20世纪中期起，医学界人士纷纷探索比较科学的死亡判断标准。1959年，法国学者莫拉莱和高隆对不可逆的脑昏迷进行了详细的阐述，并首次提出了脑死亡的概念。1968年，美国哈佛大学医学院死亡定义审查委员会提出了比较科学、操作性较强的衡量脑死亡的四条具体标准，简称"哈佛标准"：第一，无感受性和反应性；第二，无自主运动和呼吸；第三，脑干自主诱导反射消失；第四，脑电图呈平直状态。在这四条标准的基础之上，如排除体温低于32℃和大量服用中枢神经抑制药物的情况，持续24小时检测无变化，即可判断患者死亡。同年，世界卫生组织（World Health Organization，WHO）也公布了类似的死亡判断标准。强调死亡应该是脑干和脑皮质的不可逆功能丧失，即使心肺功能在医疗设备的维持下仍然存在也可判断为死亡。1981年美国首先通过脑死亡立法，至今，世界上已有近90个国家承认脑死亡，发达国家几乎无一例外地确定了脑死亡判断标准。

我国卫生部已经起草完成了脑死亡相关标准，但受传统文化根深蒂固的影响，即使脑死亡标准通过立法，并在临床医学中实施，人们接受也需要一个较长的过程。如民众受"好死不如赖活"思想影响，患者只要有一口"气"，就要全力抢救，即使家属想放弃对脑死亡者的抢救，但受我国传统孝道文化影响，内心也会有所顾虑。目前我国临床医学仍将心肺功能丧失作为判断死亡的主要标准。

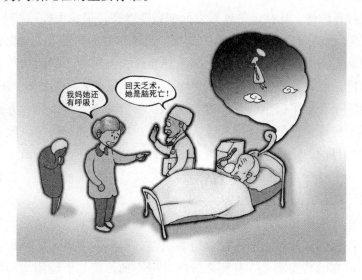

（2）确定脑死亡判断标准的意义

脑死亡与传统死亡判断标准相比，不仅较为科学，而且具有更高的伦理和法律意义，主要表现为：

第一，能比较科学地判断死亡。人脑是人体的"司令部"，在目前的科学技术条件下，人脑是不可移植的生命主宰器官。如果患者的脑干和脑皮质功能出现不可逆转的损伤，即使通过医疗设备维持心跳和呼吸，患者不久后也会完全死亡，不存在"复活"的可能性。英国有16位医生曾对1036名被临床确诊为脑死亡的患者进行跟踪调查，虽然这些患者得到全力抢救，但无一人生还。当然，脑死亡判断标准并非绝对科学和无懈可击，随着医学科学的不断发展和进步，如果部分脑组织能够被移植或用电脑集成块代替人脑部分功能，那时将会出现判断死亡的新标准。

第二，可以节约有限的卫生资源，减轻患者亲属的经济负担。我国是世界上人口最多的国家，人均自然资源、卫生资源占有量非常低，而且社会医疗保障制度还不健全。对脑死亡者不惜一切代价进行抢救却最终无法挽救其生命，一方面耗费了大量的卫生资源［医疗设备、药物、重症监护病房（intensive care unit，ICU）］；另一方面患者亲属不得不支付昂贵的救治费用，大大降低了他们的生活质量。因此，对脑死亡者不进行毫无意义的抢救，既可以节省宝贵的卫生资源，又能够减轻患者亲属的经济负担，可谓一举两得。

第三，有利于推动器官移植医学的发展。1954年，美国医学家哈特韦尔·哈里森和约瑟夫·默里成功完成了世界首例人体器官移植手术——肾移植手术，标志着现代意义的器官移植时代的到来。然而目前等待器官移植的患者非常多，而活体器官的供体却很少，这极大地制约了器官移植的发展。脑死亡者在医疗设备的维持下心肺及其他器官仍具有一定的生命力和功能，器官的质量比较好，移植的成活率也比较高，而按传统死亡判断标准所摘取的器官移植后成活率很低。这里值得提醒的是，虽然脑死亡标准有利于器官移植医学的发展，但是这种作用也不能被无限夸大，制定脑死亡标准的目的并非为了器官移植，否则将降低实行脑死亡判断标准的价值和意义，同时也不符合尊重人的生命和尊严的伦理原则。

（3）脑死亡标准带来的困惑

脑死亡虽然具有法律、社会、伦理等方面的重要意义，但也面临一些令人困惑的问题。比如，"脑死亡"是否剥夺公众对死亡的知情权？法律和伦理学界人士指出，任何一个正常人都可以通过心跳、呼吸来判断一个生命是生还是死。而判断"脑死亡"需要一定的医学专业知识，具有隐蔽性，一般人很难判断一个人是否"脑死亡"。这会带来一个新的问题，把死亡的宣判权完全交给了医生，就意味着医生在确定一个人是否死亡方面有非常大的权利，有可能在某些特殊情况下导致变相杀人的后果，带来道德和法律风险。如某些医务人员为了不可告人的目的，把本不属于脑死亡的患者宣判为脑死亡，背离了救死扶伤的神圣职责，患者亲属为了推卸责任或出于经济动机，与某些医务人员勾结，打着"自愿捐献器官"的幌子将脑死亡者的人体器官出售。

这些可能存在的法律和道德风险可以通过不断健全制度来尽量避免。如医生、脑神经学科专家共同宣布患者脑死亡，引入社会监督机制。但是不能因为脑死亡有可能带来法律或道德风险而否定它的现实意义，并使之发展停滞不前，正如不能因为药物有毒、副作用而放弃治疗患者一样。

知识链接：脑死亡与植物人

脑死亡者与植物人大脑都处于深度昏迷状态。两者的区别主要表现在：脑死亡者无自主呼吸，一旦撤除人工呼吸机，患者将很快死亡，植物人有自主呼吸和心跳，有生命迹象甚至可维持很长时间；脑死亡者出现不可逆的昏迷，即使全力抢救也不可能苏醒，植物人脑皮质严重受损，仅表现为自我意识和随意运动丧失，但脑组织部分功能仍然存在，通过积极救治和精心护理，有复苏的可能。

第2节 安 乐 死

【案例12-2】 1986年6月23日，患者夏某因肝硬化晚期腹胀伴严重腹水，被送进陕西汉中市某医院。看着母亲痛苦不堪的惨状，患者儿子王某和妹妹觉得母亲痛苦得生不如死，就要求医生对其母亲实施安乐死。6月28日，在王某等一再央求下，医生蒲某开了一张100毫升的复方冬眠灵的处方，并注明是"家属要求安乐死"，王某在上面签了字，当天中午至下午，该院实习生蔡某和值班护士分两次给夏某注射冬眠灵。同年9月，检察院以故意杀人罪将蒲某和王某批准逮捕，并于1988年2月向法院提起公诉。

1990年3月，汉中市人民法院对此案进行了公开审理，并报至最高人民法院。最高人民法院于1991年2月28日批复陕西省高级人民法院："你院请求的蒲某、王某故意杀人一案，最高人民法院审判委员会合议后认为：安乐死的定性问题有待立法解决，就本案的具体情节，安乐死问题可以依照刑法第10条的规定，对蒲某、王某的行为不做犯罪处理。"1991年4月6日，汉中人民法院作出一审判决："被告人王某在母亲夏某病危难愈的情况下，再三要求主治医生蒲某为其母亲注射药物，让其无痛苦地死去，其行为显属剥夺其母亲生命权利的故意，但情节显著轻微，危害不大，不构成犯罪。被告人蒲某在王某再三要求下，同其他医生商量后向危重患者夏素文注射促进死亡的药物，对夏的死亡起了一定的促进作用，其行为已属剥夺公民生命权利的故意行为，但情节显著轻微，危害不大，不构成犯罪。依照《中华人民共和国》刑法第十条，宣告蒲某、王某二人无罪。"一审后，汉中市人民检察院对一审判决两名被告行为不构成犯罪提起抗诉；蒲某和王某则对一审判决认定其行为属于违法行为不服提起上诉。汉中地区中级人民法院于1992年3月25日二审裁定：驳回汉中市人民检察院的抗诉和蒲某、王某的上诉，维持汉中市人民法院的刑事判决。

讨论与思考：请运用所学知识，对此案例进行伦理分析。

在生命质量和生命价值越来越得到提倡的当今时代，人们向往快乐幸福的人生，追求有品质生活的同时，也希望自己今后能无痛苦有尊严地死亡。但人生并非如全部人所愿，它充满着许多变数，不少人以自杀、意外或疾病等方式死去。现在，我们来了解医学伦理学研究的一个重要问题——安乐死。

一、概述

1. 安乐死的含义

"安乐死"一词源自于希腊语，原意是"安详地死去"或"无痛苦地死亡"。到目前为止，世界上对安乐死还没有统一的定义。《美国百科全书》将安乐死定义为："一种使绝症患者从痛苦中解脱出来的结束生命的方式。"《牛津法律指南》将安乐死称为："在濒临死亡的绝症患者要求下，所采取的引起或加速死亡的措施。"《中国大百科全书·法学卷》对安乐死的定义为："对于现代医学无法挽救的逼近死亡的患者，医生在患者本人真诚委托的前提下，为减少患者难以忍受的剧烈痛苦，可以采取措施提前结束患者的生命。"

综合世界上各种诠释安乐死的观点，现代医学伦理学通常将安乐死定义为患有不治之症的人，由于受到病痛的折磨，肉体和精神处于极度痛苦之中，在本人真实意愿表示或亲属的合理要求下，为了解除患者的痛苦，由医务人员采用某种医疗措施加速其死亡，使其安详地走过人生最后阶段的过程。

2．安乐死的类型

（1）主动安乐死和被动安乐死

主动安乐死又称积极安乐死，指在濒死绝症患者或其亲属的诚挚要求下，医务人员通过主动作为，如给患者喂服或注射能迅速致命的药物，使其安详死去，完成死亡过程，这类安乐死又称"仁慈助死"，所采取的措施通常被称为"无痛致死术"。

被动安乐死又称消极安乐死，指在濒死绝症患者或其亲属的诚挚要求下，医务人员通过消极作为，如采取撤除人工呼吸机、体外循环装置以及不进行任何治疗等终止维持患者生命的措施，任患者自行死亡。

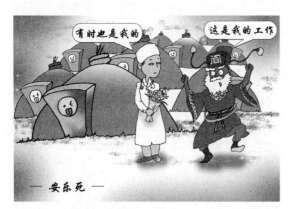

—— 安乐死 ——

（2）自愿安乐死和非自愿安乐死

自愿安乐死指患者向医务人员明确表示要求安乐死的强烈愿望而实施的安乐死。

非自愿安乐死指患者没有明确表示过安乐死的意愿，而是根据其亲属的请求实施的安乐死。这类安乐死主要针对精神病患者、儿童、昏迷患者等实施，这些患者无法自主表达要求和愿望。

二、安乐死的伦理争议

1．安乐死的对象之争

确定安乐死的对象，是实施安乐死的前提条件。随着安乐死的发展，出现了把各种类型患者作为安乐死实施对象的观点，主要可以归纳为以下几类：

（1）晚期失去治愈机会的恶性肿瘤患者；

（2）重要脏器处于不可逆衰竭中的患者；

（3）超过一年处于昏迷状态的永久性植物人；

（4）被诊断为脑死亡的人；

（5）有先天性严重残缺的婴幼儿；

（6）患有严重精神病、严重脑瘫且无法治愈的患者。

上述几类患者是否被作为实施安乐死的对象，众说纷纭。对第一和第二类患者实施安乐死，比较容易被人们所接受，也符合医学伦理学对安乐死的理解，但后几类对象的争议较大。赞成把永久性植物人作为安乐死实施对象的人认为，丧失意识活动，但又能保持自主呼吸、心跳和血压的永久性植物人复苏的可能性极低，投入大量的人力、物力和财力去维护毫无质量和价值的生命是不值得的，因此对他们实施安乐死无可指责；反对者认为，永久性植物人感受不到痛苦和快乐，自然谈不上安乐死，虽然永久性植物人苏醒的可能性极低，但世界出现过最终苏醒的例证。如英国曾有一名被诊断为永久性植物人患者，昏迷7年之后恢复了知觉。因此，轻易把植物人当作安乐死的实施对象，剥夺了他人的生命权，是不适当的。对脑干及脑干以上中枢神经系统永久性丧失功能的脑死亡者实施安乐死，就等于说对于一个死者实施安乐死，这是毫无意义的，也是十分荒谬的。严重残缺婴幼儿、重度精神患者、脑瘫患者是否作为安乐死实施对象，赞成者主要从社会公益论、生命质量论和生命价值论等方面来论证自己的观点，反对者主要从生命神圣论和道义论等方面进行反驳。

2. 安乐死的观点之争

由于安乐死涉及道德、法律、医学和社会学等诸多问题，引起了人们激烈的争论，赞成安乐死的一方主要以人的尊严、公益论、生命质量论和生命价值论为理论依据，反对安乐死的一方主要以生命神圣论和人道论为理论依据。

（1）赞成安乐死的主要观点

第一，人有选择死亡方式的权利。人没有选择出生在某个家庭的自由，但人出生后，每个人都享有生命健康的权利，也有选择死亡方式的自由，只要这些权利和自由不损害他人、集体和社会利益，都值得尊重，这也体现了以人为本的原则。当患者极度痛苦，生命不可能被挽回时，追求安详无痛苦的死亡方式符合人权，是社会进步和人类文明的标志。

第二，安乐死符合生命质量和生命价值原则。随着医学科学技术的不断进步，医学能够延长绝症患者的生命，但通过使用大量药物、化疗、全身插管等方式来维持其生命，对患者本人来说是一种痛苦，极大地降低了他的生命质量，更谈不上在社会上有其存在的价值和意义，与其任其痛苦不堪、苟延残喘，还不如通过安乐死的方式使之安详有尊严地离世，以尽早结束痛苦。

第三，安乐死可以减轻患者亲属的精神和经济负担。亲属往往出于亲情和同情心，挽救不可挽救的生命，一方面眼睁睁看着亲人受着病魔的摧残而自己爱莫能助，承受着精神上的负担；另一方面虽然付出了高昂的经济代价，却不能改变亲人死亡的结局。死者虽然解除了人世间的一切烦恼，但生者却要承受沉重的债务负担。实施安乐死可以减轻患者亲属精神和经济的双重压力。

第四，医学的目的之一是减轻患者痛苦，而安乐死能让患者无痛苦死亡。救死扶伤，挽救并延长患者的生命是医务人员的神圣职责，但当生命已经走向衰竭，无可挽回的时候，仍然一意孤行地运用各种医学手段维持被病痛折磨得不成人样的患者，是缺乏同情心的行为。通过安乐死减轻绝症患者痛苦，使其安详地走完人生的最后阶段，既尊重了患者的尊严，又体现了医务人员的同情心。

第五，安乐死可以节省有限的卫生资源。在一个不可能挽救的绝症患者身上使用昂贵药物、医疗器械、ICU病房等卫生资源，既毫无意义，又是一种浪费，应当节省这些宝贵而且有限的资源用于救助那些可能被治疗好的患者，这也体现了卫生资源的公正分配原则。

（2）反对安乐死的主要观点

第一，生命神圣论观点。生命神圣论认为，生命是自然赋予的，人的生命只有一次，应该珍惜和爱护，除非严重触犯刑律被判处死刑，任何组织或个人不得以任何方式剥夺他人生命。对医务人员而言，患者的生命是神圣的，患者生的权利是一切权利的前提和基础，任何形式的安乐死都是对生命的轻视和不尊重，背离了生命神圣论，是不道德的。

第二，对患者实施安乐死违背了医务人员的神圣职责。治病救人，救死扶伤是医务人员的神圣职责，体现了医学人道主义，医务人员只能治疗患者疾病，尽可能延长他们的生命，而不能采取医学措施加速患者死亡，以安乐死为名帮助患者死亡，让医务人员放弃了自身责任，违背了医学宗旨和目的，甚至无异于变相杀人。

第三，绝症患者提出安乐死的意愿是否真实难以衡量。所谓真实意愿，就是出自患者的真心实意，而不是受到外界各种因素的变相强迫而提出安乐死要求，但这种真实意愿本身难以衡量。比如患者化疗时身体极度痛苦，希望早点死亡，痛苦减缓时往往很快又会改变其自愿安乐死的念头；患者不忍心亲属举债为自己治病，想早点结束生命；患者欠下巨额债务想通过安乐死进行逃避。这些情况说明大家有可能被绝症患者表面上对安乐死的所谓诚挚要求所蒙蔽。

第四，允许安乐死合法化可能导致诸多社会问题。如安乐死如何申请、如何规范申请程序、资料如何保管、是否须经过公证、律师是否参与等一系列问题需要得到研究和解决。安乐死合法化可能带来法律或道德风险。如亲属有可能为了谋取患者财产或逃避赡养义务而与某些道德败坏的医务人员勾结，以安乐死为幌子，造成蓄意杀人的情况发生；患者亲友为了某种不可告人的目的，与医院相互勾结，把没患绝症的患者诊断为绝症，从而诱导患者提出安乐死要求，导致变相杀人的后果；某些医务人员可能会以安乐死的名义或"幌子"掩盖医疗事故。

第五，安乐死不利于医学科学的发展。不可逆的绝症不是绝对的，而是相对的，随着医学科学的不断进步，曾经的绝症极有可能被战胜。例如20世纪上半叶以前，肺结核（又称痨病）是当时公认的绝症，夺去了无数人的生命，医学在它面前无能为力，1944年发明的链霉素和1952年发明的异烟肼能杀死结核核菌，医生能够彻底治愈肺结核。如果遇上绝症就想通过安乐死来解决，就会妨碍医务人员对绝症患者的医护，阻碍对绝症研究和探索的步伐，从而产生科学惰性，不利于医学的发展。

三、安乐死的历史发展及现状

安乐死的历史可以追溯到人类社会早期。在原始社会，部落迁徙时会将老弱病残留下来，让他们自生自灭；古希腊著名哲学家柏拉图认为老人及病痛者自愿安乐死是合理的；古罗马时代普遍允许患者及残疾人"自由死去"。17世纪以前，安乐死指"从容"死亡的任何方法。近代英国哲学家弗朗西斯·培根认为：医生的职责不仅要治愈患者，而且还要减轻他们的痛苦，如果患者痛苦时，医生有责任让他安详地死去。科罗纳罗是历史上第一个主张被动安乐死，或"任其死亡"观点的人。20 世纪 30 年代，欧美各国都有人提倡安乐死，英美等国先后成立了"自愿安乐死协会或无痛苦致死协会"，并谋求法律认可。英国最先开展过安乐死成文法运动，1936 年，英国上议院曾提出过相关法案。1937 年，美国内布拉斯加州立法机关讨论了一个安乐死法案。波特尔牧师还建立了美国安乐死协会。

第二次世界大战期间，德国纳粹分子掌握国家政权，希特勒以安乐死的名义处死了慢性病患者、精神病患者及犹太人达数百万人之多。这种惨绝人寰的行为，激起了全世界人民的极度愤怒，由于德国纳粹分子借安乐死之名行清除异己、种族灭绝之实，使安乐死在国际社会臭名昭著，人们闻安乐死而不寒而栗，安乐死被当作纳粹主义的主张，遭到强烈反对。

第二次世界大战以后，主要是 20 世纪五六十年代以来，随着生命伦理学的不断发展，出现了生命质量论和生命价值论等生命道德观，安乐死又被人们重新提出来，安乐死立法运动也重新兴起。从 20 世纪 70 年代以来，美国有 38 个州通过了《死亡权利法案》，目前美国有些州反对任何形式的安乐死，有些州承认有条件的安乐死。1969 年，英国议会公开辩论安乐死法案，但多数人否决了该法案。1974 年，南非、澳大利亚等国成立了自愿安乐死组织，1976 年，比利时、丹麦、瑞典、瑞士等国涌现出大量自愿安乐死团体。1976 年，安乐死国际会议在日本东京举行，会议宣言强调了人的生命权利和死亡的尊严。

1993 年，荷兰议会正式通过政府提交审议的《安乐死法案》。2000 年 11 月，荷兰议会下院以多数票同意通过"没有希望治愈的患者有权要求结束自己生命"的法案。2001 年 4 月 10 日，荷兰正式批准《安乐死法》，规定从 2002 年 4 月 1 日开始生效，该法案不仅承认被动安乐死，而且有条件地承认主动安乐死，荷兰成为世界上第一个安乐死合法化的国家。为了避免滥用安乐死，规避法律和道德风险，荷兰规定了实施安乐死时必须符合非常严格的条件。

1986 年，我国陕西汉中市某医院医生为一位女性肝硬化患者实施安乐死，这成为我国首例安乐死案件，我国法学、医学和伦理学界对安乐死问题展开了激烈争论。关于安乐死的立法，前几年国内的呼声很高，2007 年"两会"期间，身患重症的 28 岁宁夏女孩李燕写了一份安乐死申请，并委托中央电视台"新闻调查"主持人柴静帮她寻找能够递交这份议案的人大代表，引起媒体和公众的关注。一方面民众受传统文化影响，另一方面安乐死涉及法律、道德问题，安乐死是一个十分复杂而又需要慎重对待的问题，目前我国安乐死立法的条件还不成熟。

第 3 节　临终关怀

【案例 12-3】 从黑龙江省唯一一家开展临终关怀服务的宁养院工作人员那里，记者得到这样一组数字：从 2001 年 9 月 20 日至今，接受临终关怀的患者有 3332 人，其中年龄最大者95岁，最小的仅4岁。无论老人还是孩子，都在宁养院医护人员的关怀下安详地、有尊严地、无遗憾地走完人生最后一站。哈尔滨某中学初二学生、12岁的女童文文给大家留下最深刻的印象。这个女孩来自单亲家庭，家里经济困难，患有晚期肺癌，但在多重打击下却依然活泼开朗。2006年12月间，文文的母亲发现女儿食欲减退，日渐消瘦，间断咳嗽，经多家医院不能确诊。2007年1月，文文突发高烧，痰中带血，头疼，视物不清，经专家会诊确定为肺癌晚期，并已多处转移。因文文家中经济困难，转到宁养院接受姑息治疗。在获悉文文病情的一刹那，母亲、姥姥悲痛欲绝，怨恨苍天无眼，几乎失去生活的勇气。宁养院的医护人员决定先期通过媒体宣传，取得社会的支持与帮助，文文的病情和处境经过多家报纸、电视台的广泛宣传报道后，唤起人们对文文病情的高度关注，社会人士先后为文文捐了近5万元善款。同时，宁养院又成立了医护小组，制订全方位服务计划，除了及时调整药物种类和剂量，给予文文疼痛控制外，还针对文文和家人的不同心理状态，多次劝说、沟通，使文文全家的思想统一到帮助文文接受死亡和适应转变、提高其生存质量上来。此外，医护人员坚持每周电话咨询1～2次，随时随地掌握文文的病情及家人的压力，适时地对其进行帮助和疏导。在医护人员服务的间隙，学生义工和医院的职工义工也定期深入文文家中安慰、劝导，2008年2月，文文微笑着、了无遗憾地走完人生旅程。

讨论与思考：什么是临终关怀？你对临终关怀有何看法？

临终是从生到死的过渡时期，是人生必然要经历的阶段。在社会不断发展、医学科学技术日益进步、生命质量备受重视的今天，临终者都希望减轻病痛的折磨，克服对死亡的恐惧，保持从容淡定的心态，在医护人员和亲友的关爱及陪伴下，安然、平静地走完人生的最后阶段。正如英国著名文学家莎士比亚所说，"人在临终的时候总比他们以往要引人注目，像夕阳的余晖、乐曲的终了、杯底的美酒一样，留给人的记忆最温馨，最甜蜜，也最久远。"临终关怀就是满足临终者的愿望，给予他们身心全面关怀的一门新兴边缘学科。临终关怀在全球兴起，顺应了从生物医学模式向生物—心理—社会医学模式转变的趋势，是人类文明的巨大进步。

一、临终关怀的含义及主要特征

1. 临终关怀的含义

临终关怀（hospice care）一词最早为中世纪欧洲使用，原意为"济贫院""招待所"，主要指针对宗教信徒或游客劳累、困顿时修建的用于补充体力的驿站，后来成为收容不治之症者的场所。濒死病重者住在这些场所的时候，会得到宗教人士的治疗和生活照顾，死后牧师会为之祈祷，遗体也能得到妥善处理。中世纪欧洲的"临终关怀"场所一般隶属于宗教团体，是一种慈善机构。1600年，法国传教士在巴黎成立了"慈善修女会"，专门收容孤寡老人、贫困者及濒死无助的患者，这成为现代临终关怀的雏形。现代意义的临终关怀兴起于 20 世纪 60 年代，1967 年英国人桑德斯博士在伦敦创办世界第一个临终关怀机构——圣克里斯托福安宁院。

现代意义的临终关怀指为临终患者及其亲属提供医疗、护理、心理和社会等方面的全面照护，不以延长临终患者生命为目的，而以提高生命质量为宗旨，通过姑息治疗，控制并缓解病痛，帮助临终患者排解心理问题和精神压力，使他们的生命受到充分尊重，坦然、平静地面对死亡，同时为亲属提供居丧期的身心关怀服务。

2. 临终关怀的主要特征

一般性的医疗服务以预防疾病、救死扶伤为目的，而临终关怀是一种"特殊服务"，其特殊性在于不同于一般对患者的治疗和护理，它具有以下主要特征：①临终关怀的主要对象为临终患者及其亲属。临终患者主要指目前医学条件下无法治愈、大概仅能维持 3～6 个月生命的人，如晚期恶性肿瘤患者、艾滋病患者、受多种慢性疾病折磨器官衰竭濒死的老年人、并发危及生命的中风偏瘫患者等。同时，临终关怀还针对临终患者亲属，为他们提供心理和精神上的支持，使他们能比较平静地正视、接受现实，缓解丧亲之痛，并在患者去世后做好居丧照护。②临终关怀不以延长患者的生存时间为目的，而以提高患者的临终生命质量为宗旨。对临终患者不以治愈疾病为目的，而是主要采取生活照顾、心理疏导、姑息治疗等措施，着重于减轻患者疼痛感，缓解心理压力，消除患者及其亲属对死亡的焦虑和恐惧，使临终患者活得有尊严，死得更安详。③临终关怀是以医护人员为主体，以志愿者为补充，亲属、朋友、宗教人士等多方共同参与的立体化服务模式。医护人员在掌握医学或护理专业知识基础之上，一方面需懂得尽量控制或减轻临终患者疼痛的技巧；另一方面还需具备排解、疏导他们心理压力和精神紧张的能力，因此临终关怀以医护人员为主体。社会志愿者通过与临终患者及其亲属进行交流和沟通，了解他们的内心需求，提供精神和情感上的支持，同时协助医护人员做一些基本医疗护理服务工作。临终患者的亲友既是临终关怀的对象，又是临终关怀的实施者，他们为患者提供物质和精神支持，让患者减少孤独无助感。宗教人士倡导宗教的慈悲、博爱精神，让临终患者及其亲属在精神上获得从痛苦中解脱的智慧，从绝望中得到希望的慰藉，使他们内心的精神家园不荒芜，从而促进临终关怀事业的发展。

二、我国临终关怀事业的发展现状

现代意义的临终关怀在我国兴起于 20 世纪 80 年代。1988 年 7 月，在美籍华人黄天中博士的资助下，天津医学院成立了我国第一个临终关怀研究中心，率先开展了临终关怀的研究和实践。同年 10 月，在上海成立了我国第一家临终关怀医院——南汇护理院。1990年，北京松堂关怀医院开始接收临终患者。同年，北京医学伦理学会成立了"临终关怀专业委员会"。

与发达国家相比，我国临终关怀事业还有很大的差距，民众和部分医务人员对此还比较陌生，不少大中城市甚至没有建立临终关怀医院。导致这种现状主要有几个方面原因：

一是我国传统观念根深蒂固。中国人忌讳死亡，认为死亡是可怕的事情，即使是临终患者也不愿意直面死亡的现实，进入临终关怀机构被认为是等死；我国几千年来实行家庭养老模式，"子孙满堂"被看作人生一大幸福，希望寿终正寝式地在亲人身边死去，希望落叶归根，忌讳在家以外地方死亡（被认为是"客死他乡"）。二是社会支持和制度保障缺失。政府对临终关怀事业的投入非常有限，社会支持不足，缺乏相应的保险计划和慈善资助，社会志愿者人数少。同时，我国目前还没有制定相应的措施、法律和法规，临终关怀缺乏制度保障。三是对相关人员在心理学和死亡教育方面培训不足，心理支持系统尚未建立起来，临终关怀专业技术人员非常缺乏。随着我国老龄化社会的到来，上述问题亟待解决。

三、临终关怀的伦理要求

1. 充分了解患者心理，缓解精神压力

一般而言，临终患者存在着留恋生命、对死亡存在恐惧和焦虑、依赖亲人却又害怕给亲人带来精神和物质上的负担、担心自己死后亲人的生活状况等心理问题。美国医学博士罗斯认为临终患者大体经历五个心理反应阶段，即否认期、愤怒期、妥协期、忧郁期和接受期。医护人员和社会志愿者只有掌握一定的心理学知识，接受死亡教育培训，具备良好的道德品质，才能充分理解和宽容临终患者情绪变化、行为失常和无理要求，并积极正确地处理，以同情和仁爱之心安抚临终患者，使他们在宽慰中安然地离开人世。

知识链接：临终者心理变化五阶段

第一阶段：否认期。不承认自己病情严重，对可能发生的严重后果缺乏思想准备，总认为医务人员诊断错误，不承认患重病的事实。

第二阶段：愤怒期。承认患病事实，认为绝症为什么偏偏降临在自己身上，老天对自己真不公平，情绪表现为悲愤、烦躁，拒绝治疗，甚至敌视周围的人，或是拿家属和医务人员出气，借以发泄自己对疾病的反抗情绪。

第三阶段：妥协期。患者由愤怒期转入妥协期，心理状态显得平静、安详、友善、沉默不语。

第四阶段：忧郁期。患者已知道自己生命垂危，表现极度伤感，并急于安排后事，开始留下遗嘱。

第五阶段：接受期。是垂危患者的最后阶段，患者心里十分平静，对死亡已有充分心理准备，期待死亡尽快降临。

---

2. 尽力减缓患者肉体上的痛苦

晚期恶性肿瘤、器官衰竭患者往往在肉体上产生疼痛和不适的感觉，如果疼痛过度，将使患者感觉生不如死，患者出现歇斯底里的情绪反应，这极大地影响了他们的生命质量和生命尊严，同时亲属亲眼看见亲人"求生不得，求死不能"的处境，精神上备受打击。

此时，医护人员应将"无意义地救治患者"转向"有意义地姑息治疗"，尽力缓解患者肉体疼痛，帮助他们维护做人的尊严，维持即将逝去的生命，也让亲属安心。

3. 维护临终患者的权利

临终患者在死亡状态之前，享有法律规定生者应该享有的各项权益，还享受某些临终者特有的权利，如知情同意权、隐私权、人格尊严权、有权要求不受痛苦、有权要求不孤独地死去、有权受到悉心照顾等。

4. 同情和关心临终患者的亲属

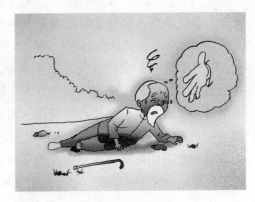

亲属对临终患者悉心照顾，四处求医问药，尽力延长亲人的生命，而临终患者却不久于人世，他们难以接受即将失去亲人的残酷现实，在心理上会产生一些负面情绪反应，如心情沉重、压抑、苦闷、烦躁等，此时，对亲属循序渐进地进行死亡教育，安慰、劝导亲属并且与亲属相互配合，这是临终关怀机构医护人员的重要职责之一。

5. 做好临终患者的善后及亲属安抚工作

医护人员在对死者遗体进行整理时，应做到清洁无异味，面容安详，四肢舒展，易于鉴别，并妥善保管好遗物。这不仅体现了对死者的尊重，也是对亲属的安慰。同时，与死者亲属建立良好的沟通关系，关心、体贴死者亲属，减轻他们的痛苦，帮助他们解决一些实际问题，使他们从失去亲人的心理阴影中尽快走出来。

6. 为临终患者的亲属提供居丧关怀

居丧是一个人丧失亲人时所处的状况。痛失亲人是人生的最大悲哀之一，与死者关系越亲密，产生悲伤的反应就越强烈。悲伤是逝者亲属情感的自然流露，往往通过哭泣、倾诉、怀念等方式让内心痛苦得以宣泄，但如果悲伤过度，持续时间过长，将导致麻木、崩溃、抑郁、自残甚至自杀的严重后果。医护人员和社会志愿者利用居丧关怀心理知识，对死者亲属进行适当心理干预，能帮助居丧者顺利度过悲伤过程，使他们能正视痛苦，找到新的生活目标。

四、临终关怀的伦理意义

临终关怀的伦理意义如下所述：

1. 体现了生命神圣和生命质量的统一

临终关怀不像安乐死那样加速死亡进程，也不采取积极治疗措施延缓死亡，而是顺其自然，通过姑息、保守治疗控制患者症状，延缓病痛，给予患者精神上的慰藉，让患者得到医护人员、志愿者和亲友的关心和照护，使他们满怀尊严、宁静、坦然地离开人世。这充分体现了对患者生命和生命品质的尊重。

2. 顺应了社会发展要求，体现了人类文明的进步

临床研究数据显示，肿瘤、糖尿病、冠心病、高血压等疾病已成为老年人健康的主要杀手。据估算，因衰老或疾病导致生活不能自理的老年人占老年人口总数的 3%～5%，不少老年人因丧偶或子女不在身边，无人照料，产生孤独、恐惧心理，导致自杀或犯罪事件发生。临终关怀让临终老年人身心受到全方位照顾，减轻了亲属的经济和精神负担，解决了老龄化社会存在的部分问题，顺应了社会发展的要求。

临终关怀是一项社会性的慈善事业，接受临终关怀的患者将会受到医务人员、亲属、社会志愿者、宗教人士等社会各方人士的照顾和关爱，这充分体现了仁爱、同情、关心等人类普世价值观，体现了同情弱者、同甘共苦、互帮互助、相互关爱的传统美德和时代精神。一旦在全社会推广开来，整个社会将会形成一个对临终患者及其亲属关爱和照顾的氛围，越来越多的临终患者将会享受到无微不至的关怀，亲属更容易走出丧亲之痛的阴影，这不仅是社会发展的需要，也是人类文明进步的标志之一。

3. 节约了有限的卫生资源

医学技术的发展在维持临终患者生命、延缓死亡进程等方面扮演了重要角色，但这种无意义的积极治疗方式一方面增加了患者的痛苦，另一方面也加重了患者及其亲属的经济和心理负担，并且浪费了大量有限的卫生资源。据估算，我国医疗机构每年用于恶性肿瘤、器官衰竭、脑死亡者等毫无意义的治疗或抢救的费用达数百亿元人民币之多。对临终患者不采取积极无意义的治疗措施，而采用姑息治疗方法，给予心理支持，缓解其身心痛苦，让他们安详舒适地离开人世，这无疑节省了大量有限的卫生资源，是利国利民的好事。

知识链接：安乐死与临终关怀

安乐死与临终关怀服务的主要对象都是临终患者，都充分体现了生命质量和生命价值观，强调人的尊严。安乐死与临终关怀的性质不同，具体表现为：

第一，实施的范围不同。安乐死实施的范围仅限于承受着身心极度痛苦的绝症患者，而临终关怀的服务范围是所有的临终患者及其亲属。

第二，实施的手段不同。安乐死是为了解除临终患者的痛苦而加速其死亡，而临终关怀是为临终患者提供姑息治疗，尽量减轻他们肉体痛苦，创造各种条件舒缓其精神压力，既不缩短也不延长生命。

第三，侧重点不同。安乐死以终止生命的方式让患者安详死亡，强调死得有尊严，临终关怀尽力减缓临终患者疼痛，努力提高他们的生命质量，强调活得有尊严。

第四，认同的程度不同。安乐死面临着宗教、法律和道德等问题，争议比较大，目前世界上只有少数国家实现了安乐死合法化；而临终关怀符合一般传统道德观，能满足亲属的情感需求，易于被人们所接受，目前世界上已有100多个国家建立了临终关怀机构。

思 考 题

1. 传统判断死亡的标准是什么？它有何局限性？
2. 什么是脑死亡？脑死亡的伦理意义是什么？
3. 简述安乐死的含义、类型及伦理争议。
4. 试述临终关怀的含义、主要特征及伦理要求。

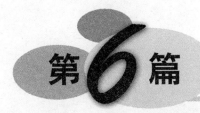

第 **6** 篇

医德评价、教育和修养

　　医德评价、医德教育和医德修养是医德实践活动的重要形式，也是形成良好医德医风的三大基本要素。它们把医德理论、医德规范体系和医德实践三者有机地结合起来，使之转化为医务人员内在的医德信念和品质。其中，医德教育和评价是形成良好医德的外在因素；医德修养则是形成良好医德品质的内在因素。研究、探讨医德评价、教育和修养，对于培养医务人员良好的医德品质、提高医疗服务质量和形成良好的医德医风具有重要的作用。

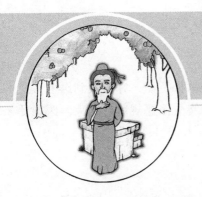

医 德 评 价

医德评价是社会道德活动的一个重要组成部分。它是指人们依据一定的标准与原则，对医务人员或医疗卫生单位的行为和活动，做出具有道德价值的判断。医德评价以其独特的方式影响和制约着医务人员和医疗卫生单位的医疗卫生实践。正确的医德评价有利于医务人员医德品质的形成和社会医德风尚的改善。

第1节 医德评价的作用和标准

【案例13-1】 咸阳市某医院心电图医生，曾发现一位被其他医院诊断为心脏病的患者。患者家在农村，因双下肢水肿、心慌、气短，腹上部不适在乡镇医院就诊，几次都诊断为"风湿性心脏病"。后因病情加重而到咸阳市某医院检查，心电图医生以认真负责的态度，详细翻阅了患者过去的病历和心电图报告单，并仔细做了心电图检查，认为患病的主要原因不在心脏，很可能是腹部疾患，便向内科医生详细报告了他们的观点并建议做超声波检查，后来患者被确诊为"中期肝硬化"，从而使一位长期误诊的患者得到了正确的治疗。

讨论与思考： 应如何对该医生进行医德评价？

一、医德评价的含义

医德评价是指患者、社会其他成员以及医务人员依据一定的医德理论、规范，对医务人员的行为和医疗卫生单位活动的道德价值做出的善恶评判。医德的善指符合医德原则和医德规范的行为，即符合医德的行为；医德的恶指违背医德原则和医德规范的行为，即不符合医德的行为。

医德评价可分为社会评价和自我评价：社会评价指患者和社会其他成员对医务人员的行为、医疗卫生单位的活动进行道德评价；自我评价是医务人员自身对其医疗卫生行为进行道德评价。

二、医德评价的作用

　　医学道德评价使医德原则、医德规范转化为医务人员的医德意识，并落实到医务人员的具体医疗行为中，促使他们弃恶扬善并保障其医疗行为始终受医德规范的约束。医德评价的作用主要表现在：

1. 裁决功能

　　人们依据一定的标准，对医务人员具体的医疗行为作出道德或不道德的判断和裁决，使人们明确什么是道德的，什么是不道德的，促使人们弃恶从善，维护医德原则和规范的权威，从而使行善者得到褒奖，使行恶者受到谴责。

2. 教育作用

　　医德评价的过程，实际上就是帮助医务人员明确道德责任、提高对善与恶的判断能力

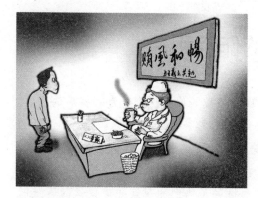

和接受医德教育的过程，使医务人员明确应该怎样做，不应该怎样做。

3. 调节作用

　　通过医德评价，使高尚的行为得到赞赏、表彰，促使其他医务人员积极效仿；而对缺德的行为给予谴责和阻止，达到约束和控制不良医疗行为的目的。

三、医德评价的基本标准

　　医德评价标准是衡量医务人员医学行为的善恶及其社会效果优劣的尺度和依据。它是道德的善恶评价标准在医疗卫生实践活动中的具体化，是一个由诸多层次和诸多要素构成的标准体系。医德评价具体包括以下标准：

1. 疗效标准

　　医疗行为是否有利于患者疾病的缓解与根除，这是医德评价的疗效标准。这条标准也是评价和衡量医务人员行为是否符合医德以及医德水平高低的主要标志。医务人员应该严格要求自己，想患者之所想，急患者之所急，用自己的优质服务促进患者的康复。

2. 社会标准

　　医学行为是否有利于人类生存环境的保护和改善，是否有利于优生优育，是否有利于促进社会发展和提高人类的健康标准，这是衡量和评价医学行为的社会标准。医学的目标

不仅仅是治疗疾病，更重要的是预防疾病，改善人类的生存环境。人的健康是由内、外环境所决定的。因此，医务人员应通过自己的医疗技术促进人类生存环境的保护和改善，从而有利于人类的健康。

3．科学标准

医学行为是否有利于医学科学的发展和揭示人类生命的奥秘，这是医德评价的科学标准。具有良好医德的医务人员，能不图名利，刻苦钻研，实事求是，团结协作，不屈服于困难，攻克一个又一个医学难关，推动医学科学的发展。

第 2 节　医德评价的依据和方式

【案例 13-2】 一位 18 岁的高中女生，患口腔颌面部恶性肿瘤，并有颈淋巴结转移，医生认为需要做根治术。因手术后外观和功能有一定的损伤，家长拒绝做根治术，要求医生选择式，既达到根治的目的又不给孩子留下伤残。医生讲：只能尽最大努力，不能保证尽善尽美。家长同意签字后实施手术，术后一切顺利，家长致谢。半年后，肿瘤复发，需要第二次手术，且难度加大，家长认定是医生第一次手术切除不彻底所致，要求追究医生责任。

讨论与思考： 医生是否负道德责任，请作出伦理评价。

一、医德评价的依据

医德评价的依据指评价对象提供给评价主体用以与评价标准比较对照的根据。评价标准对于行为来说是外在的，而评价依据则内化于行为之中，是人们行为的构成要素。因此，医德评价不仅要解决医疗行为善恶的标准问题，而且还要解决医德评价的依据——动机与效果、目的与手段、个人与集体的关系问题。

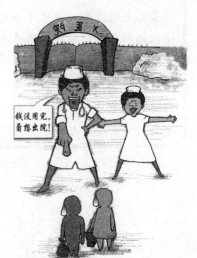

1．动机与效果的统一

医学动机是医务人员选择一定的医学行为的主观愿望和意图。医学效果是医务人员在一定的动机支配下的行为结果及其所产生的影响。一般情况下，动机和效果是一致的。好的动机通常产生善的结果，坏的动机通常产生恶的结果。但由于受多种因素的影响和制约，动机和效果也会出现不一致的情况，好的动机有时会产生不良结果，而不良动机有时也会产生好的结果，因此，医德评价要反对唯动机论和唯效果论，要坚持动机与效果的辩证统一，既要看动机，又要看效果。

2. 目的与手段的统一

医学目的指医务人员期望达到的既定目标。医学手段指医务人员为达到某种目的所采取的各种办法。我们在评价医务人员的行为是否符合医德要求时，要从目的和手段相统一的观点出发，不但要看医务人员是否有正确的医学目的，还要看其是否选择了恰当的医学手段来实现预期的医学目的。就临床而言，根据医学目的选择医疗手段，应遵循有效原则、优化原则、一致原则和社会原则。

3. 个人与集体的统一

现代科学的发展日新月异，医疗、科研人员的团结协作十分重要，仅依靠个人的力量，往往难以满足当前患者和社会对医学的需求。这就要求医务人员把个人力量融入集体之中，提倡团队精神，把广大患者的利益放在第一位，依靠集体的力量完成对患者的诊治任务。集体的力量也离不开个人的力量和努力，因此，提倡集体主义，并不是忽视或否定个人，而是要尊重个人，照顾个人正当的利益。

医德典范：华佗

华佗通晓经书，性情豪爽刚毅，淡泊功名利禄，曾拒绝太尉黄琬征召他做官的邀请，谢绝沛相陈珪推举他当孝廉的请求，只愿做一个平凡的民间医生，以自己的医术来解除患者的痛苦。他乐于接近群众，足迹遍及江苏、山东、安徽、河南等地，深得群众的信赖和爱戴。华佗懂得养生之道，当时的人们认为他年龄将近一百岁，可外表看上去还像壮年人一样。他精通医方药物，给患者治病时，配制的汤药不过用几味药，心里掌握着药物的分量、比例，用不着称量，把药煮好，就让患者饮服，同时告诉患者服药的禁忌或注意事项，等到华佗一离开，患者就好了。如果需要灸疗，也不过一两个穴位，每个穴位不过灸七八根艾条，患者病痛就消除了。

二、医德评价的方式

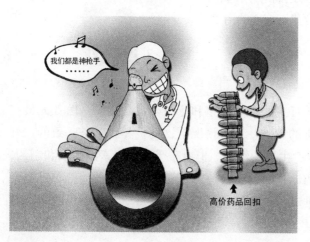

我们都是神枪手……

高价药品回扣

医德评价方式是人们对医务人员的医德状况进行判断的特有的方式。医德评价的方式主要有：

1. 社会舆论

社会舆论是一定的社会群体或一定数量的群众依据道德观念，对社会生活中的事物和现象所表达的富有情感色彩的倾向和态度。社会舆论在医德评价中具有特殊的作用：首先，它对医疗行为做出善恶判断，表达了群众的褒贬态度；其次，它是向医学行为当事人和非当事人传递行为价值信息的重要手段，使当事人和非当事人关注行为所带来的社会后果；再次，它无形地控制和影响着医务人员的言行，具有很强的威慑作用。

2. 内心信念

内心信念指人们接受某种教育并躬身实践，逐渐从内心生长出对某种道德观念、道德准则和道德理想的真诚信仰和强烈的责任感，主要通过良心发挥作用。内心信念在行为之前对医德行为有预测作用，在行为之中对医德行为及后果有自我监控作用，在行为之后对医德行为及后果有审视、评判和自我校正作用。对合乎医德的行为，医务人员会感到自豪、愉悦，促使自己继续这种行为；而对不符合医德的行为，医务人员就会自责并自觉地加以中止或纠正。

3. 传统习惯

传统习惯是人类在社会生活中长期形成的一种稳定的习以为常的行为倾向。医德传统作为一种习惯势力，在医德评价中发挥着特殊的作用：首先，医德传统是医德原则和规范的补充；其次，用医德传统评价医德，简明可行。然而，医德传统具有历史的局限性。在进行医德评价时，必须按照社会主义医德标准，对传统习惯进行辩证分析，符合时代要求的就继承和发扬，反之，则予以抛弃。

4. 同行评价

同行评价指医务人员对某一同行的医疗行为所进行的医德评价。首先，由于医务人员对疾病的诊治常规和处置原则比较熟悉，对医疗行为的道德评价，不仅可以从服务态度是否热情等表面现象上着眼，还可以从专业角度分析医务人员的某种行为是否符合医德要求；其次，由于同行扮演同样的社会角色，认识水平相近，因此，同行的评价易于为同行所接受；再次，同行评价对医务人员职务的升迁、职称的评定、评先推优都有影响，这无疑会促使某些人改正缺点、错误，调整个人医德行为，加强医德修养。

第 3 节　医德评价的实施和管理

【案例 13-3】　某医院中药房主任葛某从业 40 余年，对工作严肃认真，一丝不苟，人们都称他为"管闲事主任"。一次，他在检查一药剂员配好的几副中药时，发现药方中有泽漆，它与整个方意不符，处方是"济生肾气丸"，其中应有泽泻，而泽漆苦寒有毒，药性峻烈，多为外用，怎会在此方中出现呢？他及时与门诊医生核实，原来是一名实习生抄方时工作马虎，误把泽泻写成泽漆，而药剂员也因业务不熟而没有察觉，幸亏老主任"闲事"管得及时，否则粗心会害了患者。

讨论与思考： 如何实施医德评价，促进医院管理水平提升？

一、医德评价的实施

选择和运用恰当的评价方法是成功实施医学道德评价的前提。医学道德评价的方法可分为定性评价和定量评价两种类型。

1. 定性评价

医学道德定性评价指在一定范围、环境、条件或时限内，通过社会评价、同行评价、自我评价等形式，对医务人员的医学道德行为给予定性评价。

各医疗单位为社会评价提供了几种基本途径：建立医务公开制度；建立投诉制度；建立社会监督员制度；定期召开患者座谈会，并对门诊、住院、出院患者进行满意度调查，及时收集患者的反馈意见，以改进医疗工作；认真受理群众来信、来访和举报、投诉。同行评价指同行充分利用在一起工作、从事同一种专业、与分管的患者在同一个环境或者经常合作救治患者的有利条件，真实准确地评价某一名医务人员的医学道德状况。同行评价一般包括科室评价和单位评价。自我评价指医务人员对自己的职业行为所做的善恶判断。

2. 定量评价

定量评价就是把医学道德所包含的具体内容加以量化，经过系统分析得出较为客观的评价结论。这种方法操作简单，实用性强，能够对具体问题进行具体分析，可以克服定性评价中存在的模糊性、主观性、表面性等弊端。医学道德定量评价具体内容通常是依据医务人员的服务思想、服务态度、敬业精神、遵章守纪情况、医疗技术水平等因素来确定。实践采用较多的是"四要素"评价法和百分制评分法。"四要素"评价法是对"德、能、勤、绩"四种要素进行定量评价，将德、能、勤、绩分解为若干子项，并确定适当分值和权重，规定重要的项目实行一票否决。通过计算综合得分而得出量化结果，并用简单的文字表述和结论性判断概括定量评价结果。百分制评分法即采用100分制的考核方法对医学道德进行评价。实践证明，采用定量化方法评价医学道德，对医学道德判断更加科学，它对医务人员自我认识和医学道德修养的提高，对医务人员医学道德的判断和各种奖惩措施的正确实施，对医务人员医学道德素质的养成和医学科

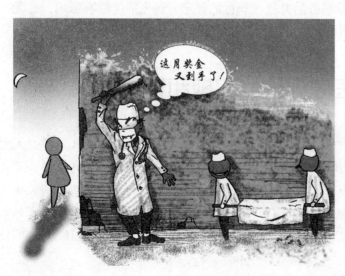

这月奖金又到手了！

学技术的发展，都具有十分重要的意义。

二、医德评价管理

医德评价管理是通过外在医学道德规范的制约来提高医务人员的工作自觉性和医学道德品质。根据原卫生部《医务人员医学道德规范及实施办法》《关于建立医务人员医学道德考评制度的指导意见》等有关规定，对医疗卫生实践中的医学道德评价实行科学管理，目的是为了进一步加强医德、医风建设，提高医务人员职业道德素质，更好地为人民群众的健康服务。医德评价管理主要包括以下内容：

1. 建立科学的评价指标体系

要对医务人员的医学道德进行准确的评价，确定科学合理的评价指标至关重要。一般而言，评价指标需要满足六个条件：一是针对性评价指标。医学道德评价既要有共性，又要体现针对性。二是实践性评价指标。结合医务人员的工作实际和工作特点，突出重点，体现可操作性。三是导向性评价指标。激励医务人员明确努力方向，提高医学道德水平。四是可评性评价指标。它使工作评价有一个可衡量医学道德水平高低的客观指标。五是可比性评价指标。它反映不同专业、不同学科医务人员医学道德素质的共同属性，有利于不同时期医务人员医学道德水平的对比，促进医院管理工作的发展。六是可操作性评价指标。制定的评定指标应简易可行。

2. 完善评价的组织体系和操作措施

医学道德评价要纳入各岗位责任制，实行逐级考核评价。首先，各级卫生部门要充分认识医学道德考评制度对加强医德、医风建设，提高医疗服务水平，纠正行业不正之风的重要意义。将此项工作与医院管理工作紧密结合起来，加强领导，精心组织，明确分工，落实责任。其次，各级医疗机构要认真组织实施，层层落实责任，医德考评工作应当有医院领导和人事、纪检、监察等职能部门负责人参加，确保医德考评工作顺利进行。再次，加强监督检查，保证考评工作落实。各级卫生、中医药行政部门要加强对所辖医疗机构落实医德考评制度工作情况的监督、检查、指导，总结经验，不断完善，确保考评工作取得实效。

3. 把医学道德评价与创建文明单位及对医务人员的奖惩结合起来

医德、医风是医疗卫生机构精神文明建设的重要内容。在医疗卫生行业广泛开展创建文明单位活动，有助于促进医疗卫生行业的精神文明建设和职业道德水平的提高，因此，应将医学道德评价有机地纳入文明单位评比工作。全面深入地对各个单位和各类医务人员进行医学道德评估，评价情况是评定文明单位的一个重要基础材料，可优化医学道德评价管理工作。

对医务人员进行医学道德考核评价是一项重要的基础性工作，也是一项难度很大的工作，必须切实抓好，并努力使其逐步步入科学化、规范化的轨道。目前，医疗卫生体制改革的不断深化为医务人员的医学道德考核评价创造了较好的环境，而科学技术的现代化，则为实际医学道德的科学评价提供了有效的方法和手段。只要我们采取正确的方法，医学道德评价必将更加科学、合理、有效，必将对提高医疗服务质量、优化医院形象、树立医院品牌产生积极的作用。

思 考 题

1. 有哪些医德评价的方式？其作用是什么？
2. 医学道德评价的基本标准是什么？
3. 如何正确理解医德评价中动机与效果、目的与手段和个人与集体的辩证关系？

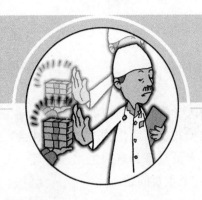

第14章 NO.14

医德教育与修养

医德教育与修养是医德实践活动的两种重要形式。医德教育是社会进行的医德活动，医德修养是个人进行的医德活动。两者之间既有区别，又存在不可分割的内在联系。医德教育对医德修养提出了医德要求，指明了方向；医德修养将医德教育转化为自我意识。二者都在医德品质的培养过程中发挥着重要作用。

第1节 医德教育

【**案例14-1**】 2014年8月19日，在湖南省祁东县人民医院住院楼的缴费大厅里，59岁的王伟云老人突然倒地，头撞在了墙上。监控录像显示，老人倒地后现场先后出现了10位医护人员，却迟迟无人对他进行专业的抢救。当第11名医护人员出现时，终于蹲下察看王伟云，10多秒后给他就地进行了两轮心外按压，加起来不超过2分钟，期间旁边站着的一个男医生还在咧嘴大笑，最后老人不治身亡。

讨论与思考：该事件暴露了什么问题？请从伦理学角度进行分析。

医德教育是医德实践活动的重要形式，医德原则和规范在何种程度上为医务人员认同和接受，关键就在于医德教育，它是培养医务人员医德品质的外在条件。

一、医德教育的内容

医德教育是对医务人员有目的、有计划、有步骤地传授医德观、医德原则、医德规范，强化职业精神，进行法律、法规教育，塑造良好医学品德的活动。在当前的医德教育中，要着重加强以下几个方面内容的教育：

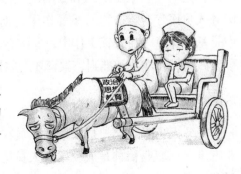

1. 医德观教育

让医务人员确立正确的医德观，是医德教育要解决的首要问题。

（1）传统医学观与现代医学观相一致的医德观

传统的医学观是建立在生物医学模式基础上的，与生物医学模式相适应的医德观。随着医学科学的发展和社会的进步，现代医学已经由生物医学模式发展为生物—心理—社会医学模式。医学模式的转变必然带来医德观的转变，让医务人员具备和掌握生物—心理—社会医学模式下的相关知识和要求，这是医德教育要解决的一个重要问题。

（2）竞争与协作相统一的医德观

市场经济倡导的是公平、公正、公开的竞争原则，也符合社会主义医德的要求。在竞争中采取不正当手段，贬低同行，抬高自己，不仅违背社会主义医德原则，也不符合现代医疗服务工作的内在要求。现代医疗服务工作早已超过个体劳动者的范围，离开协作，难以取得工作的成果。医德教育在强化医务人员竞争意识的同时，还需教育他们落实诚实、公正、协作的道德要求。

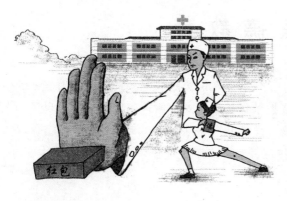

（3）利益与奉献相统一的医德观

市场经济普遍实行有偿服务，体现了物质利益原则。但在医疗卫生实践活动中，如果一味强调这一原则，那么索取钱物、收受红包、看钱下药、看钱施治等不道德现象，将对人们一贯倡导的克己奉公、无私奉献的医德观念造成严重冲击。医德教育要大力弘扬无私奉献精神，把追求个人合法利益与奉献社会统一起来，促使医务人员由积极追求正当物质利益的合理道德观向无私奉献的高尚道德观升华。

2. 医德原则与规范教育

医德原则、规范教育是医德教育的重要内容。医德原则、规范教育一般是一些原则性规定，是对"应该做的"和"不应该做的"事或行为的规范。医德原则、规范不仅在规范医务人员医疗行为方面有重要作用，也是协调各种医患关系的重要准则，在医德教育体系中是基础保障。在教育工作中，要结合具体工作实际，尽量把这些原则和规范变成具体的、可实践的行为规范和准则，教育才会收到实效。

3. 职业精神教育

医务人员职业精神是指医务人员在医疗实践活动中所持有的职业信念、职业认知、职业态度等。职业精神是成就医务人员辉煌职业生涯的基本前提，是医德形成的风向标。从目前医务人员的职业精神来看，有必要在医德教育中，强化敬业精神、人文精神、科学精神等职业精神教育。

4. 法律、法规教育

在全面依法治国的大背景下，要建立和谐的医患关系，医务人员必须坚持依法行医，必须提高自我防范医疗差错事故的自觉性，从而最大限度减少有损患者利益的医疗行为。在医德教育中，加强法律、法规特别是卫生法律、法规的学习，可以使医务人员职业生涯更加自律，使医务人员的医德观真正转化为医德行为和职业责任。

二、医德教育的作用

医德教育的过程实质上是通过医德理论、原则、规范等知识的传授，不断提高医务人员的医德意识、陶冶医德情操、锤炼医德意志、确立医德信念和形成良好的医德行为和习惯的过程。它对医学人才的培养、医务工作中产生的诸多矛盾的调节和优良医德、医风的形成都有重要作用。

1. 医德教育是培养德才兼备医学人才的重要手段

扎实的专业知识和精湛的医术是医务人员必备的职业素质，但对于一名合格的医务人员而言，仅有这些显然不够。没有高尚的医德，医务人员难以履行医学的神圣使命。然而，任何人的道德观念和道德品质，都不是先天自然形成的，而一定是不断教育和学习的结果。医德的理论、原则、规范、要求等只有通过医德教育这个中介才能转化为医务人员的内心信念，帮助医务人员形成良好的医德行为习惯。

2. 医德教育是调节医务工作中诸多矛盾的重要环节

在医务工作中，无论是医患之间、医际之间还是医社之间，均存在诸多矛盾。现代医疗体制改革实际上就是要调整、协调医务人员与医务人员之间、医务部门与医务部门之间的矛盾，维护社会的和谐稳定。医德教育以医德原则、规范和范畴为尺度，评价医务人员的行为，使之知荣辱、辨善恶、明是非，进而影响他们的行为，达到调节个人与社会关系的目的。

3. 医德教育是优化医德、医风的重要基础

社会的医德、医风是由各个医务人员的道德品质的状况有机构成的。医务人员道德品

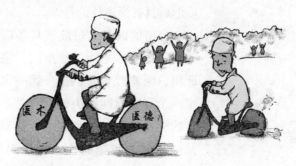

质的好坏，对患者、家属，乃至对整个社会都有较大的影响。医德教育通过医德理论、原则和规范等知识的传授，增强医务人员的道德认知水平，抵制腐朽的不健康的思想，提高医疗质量，进一步优化医德、医风。

三、医德教育的特征

医德教育对象的特殊性决定了其具有以下基本特征：

1. 整体性和实践性

医德认识、情感、意志、信念、行为、习惯等诸因素在医德品质的形成过程中相互制约、相互影响、相互渗透，这种特性决定了医德教育的整体性。医德教育不能单一地进行，也不能机械地按照某个序列来进行，必须整体地进行诸因素的培养教育，做到各种因素协调一致，共同提高。当然，这种整体性教育，并不排除根据实际情况的需要，将诸因素和各环节分清主次，有所侧重。但需要强调的是，这种整体性的基本要求是，必须进行所有因素和环节的教育，不能相互替代，不能片面地进行，否则会造成医德品质的不健全或畸形。

医德教育也是一项社会实践活动。医德认识来源于实践，并作用于实践，在实践中接受检验并发展完善。在实践的基础上将医德认识转化为医德习惯，并在实践中培养和巩固医德情感、意志、信念。当前，我们正在进行的医疗体制改革是一项伟大的社会实践，给医德教育带来了鲜活的内容，使医务人员的思想道德观念和生活方式发生深刻变化。医德教育必须反映这一变化了的客观形势，指导医务人员积极参加医疗实践，在实践中不断提高认识、改造自己、完善自己。在医疗卫生实践中，医务人员的医德和医术是紧密结合、相互渗透的。医德教育不能脱离医疗实践活动，否则就失去了医学本身的特征，离开实践，医德教育就会变成空洞的说教。

2. 反复性和持久性

传授医德原则、规范、范畴等理论知识是一个复杂的过程，需要反复进行，培养医德情感、锻炼医德意志、树立医德信念、养成医德行为习惯是一个复杂、困难、艰巨的过程。没有持续反复的教育，就不可能收到良好的教育效果。长期反复的教育过程实际上也是医务人员道德品质形成的渐进过程。一个人的道德品质是后天一点一滴积累而形成的。我国古代教育家荀子提出的"积善成德"的观点说明良好道德品质形成具有渐进性的特点。

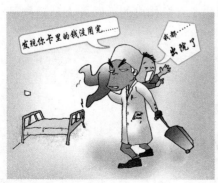

合格的医务人员应该具备高尚的道德境界，而高尚的道德境界来源于长期的、系统的医德教育。实践证明，医德教育并不是一朝一夕、讲两三次规章、制定一个守则就能解决的，而是一个日积月累、长期持久的教育过程。社会和患者期望医务人员始终如一地保持高尚的医德品质，而要实现这样的目标，一个医学生从入学起，就应不间断地接受医德的熏陶和教育，在以后长期的医疗卫生实践中，仍需要不断努力，持之以恒，唯有如此，才能树立正确的医德观念，逐步形成高尚的医德境界。

3. 目的性与多样性

医德教育的目的是十分明确的，既是为了培养和提高医务人员的医德品质，又是为了树立良好的社会道德风尚。但其方式、方法又是多种多样的，这是因为高尚医德境界的形成，绝非一种模式、一种方法所能奏效的。医学科学的复杂性决定了医德教育具有多样性的特点，医疗卫生工作既涉及千家万户和社会的方方面面，又受地区、民族、文化、环境、宗教、信仰和习俗的影响，因此，在进行医德教育时，只有把明确的目的性与灵活性有机统一起来，才能达到预期的目的。

在一般情况下，提高认识是医德教育的起点，但这并不是说在任何时候、任何情况下都如此。社会生活是复杂的、多样的，每个人的生活环境、受教育程度和实践情况各不相同，因此，医务人员的道德品质会出现情、意、信、行发展不平衡的现象。这种情况决定了医德教育必须从实际出发，针对不同的教育对象确定不同的教育策略。有的要从提高医德认识入手；有的要从训练行为习惯开始；有的要锻炼医德意志；有的要树立医德信念；有的则要培养医德感情。究竟从何开始，因人而异，因时而异，切忌"千篇一律""一刀切"。

四、医德教育的方法

医德教育的方法多种多样，应根据教育目的、教育对象、教育任务和环境不同，灵活采取不同的方法，以保证医德教育预期目标的实现。

1. 说理教育法

说理教育法就是摆事实，讲道理，以理服人的方法。这里所讲的"理"，一方面指向医务人员灌输医德认识，以树立正确的医德观；另一方面指帮助医学生弄清问题所在，提高医德认识，指明努力的方向。说理教育要注意：

（1）针对性

说理教育首先要弄清医务人员的医德现状，包括其存在的问题，只有把事实弄清楚，才能增强说理教育的实效性。

（2）趣味性

一部感人肺腑的影片、一番充满激情的讲演、一次别开生面的对话，远远胜于呆板化、公式化的说教。

（3）时机性

受教育者在不同年龄阶段有不同的身心发展特征，他们的生活环境、所受的教育也有明显的差异性。医德教育并不是在任何时候都有效，只有与受教育者内心产生共鸣时才会产生效果。

医德典范："最美乡村女医生"——钟晶

"人就算活150岁，如果没为别人做点有益的事，那也是虚度了年华。"2008年，钟晶辞去省城贵阳大医院的工作，来到贵州省黔西南州贞丰县龙河村，为当地缺医少药的老百姓开起了村卫生室。她独自坚守在偏远大山中的村卫生室，用尽所学为当地老百姓解除病痛，把最美的青春留给了偏远的少数民族地区。用贴心服务暖人，做老百姓的贴心人，她因此入选"中国好人榜"，获得"最美乡村医生"称号和全国卫生系统先进个人、中国青年"五四"奖章、全国"三八"红旗手、贵州省第三届道德模范等荣誉。

---

2. 榜样引导法

榜样引导法是指教育者以榜样的模范行为和英雄事迹使受教育者受感染的方法。榜样

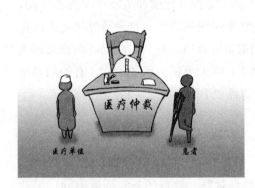

是人们模仿的理想目标，指明人们前进的方向，是供人们学习的物化模式。人们常说，"榜样是最好的教育""榜样的力量是无穷的"。在现实生活中，有许多医德的榜样、典型，医德教育工作者要善于利用这些生动的教育素材，开展好教育。运用榜样引导法要注意：

（1）宣传树立榜样，要以事实为依据

任何一个榜样，即使是个伟人，都不可能十全十美，所以，在宣传榜样的先进事迹时，不能把一个人说得完美无缺，尽善尽美，不能树立"高、大、全"的形象。

（2）宣传树立榜样，要体现时代精神

任何一个榜样，都是生活在特定的时代。在宣传榜样的先进事迹时，要让人们可以从榜样身上感受到时代跳动的脉搏，看到时代发展的方向，能够在日常生活中增强斗志，激发热情，振奋精神，把自己培养成一个时代所需要的人。

3. 制度规范法

制度规范法是把医德教育的内容融入医院管理规章制度之中，用制度规范强化教育。普遍的做法主要有：

（1）建立监督约束制度

医院职能部门设置举报电话、举报信箱，及时了解医德、医风建设情况，受理投诉和举报，加强监察和指导，对存在的问题制定相应的措施，做到定时间、定人员落实整改措施。同时在院内外聘请有代表性的医德、医风监督员，请他们进行民意调查，及时收集反馈意见，根据反馈意见的情况，定期予以通报。

（2）建立自查、自纠制度

制定明确的自查、自纠制度，做到值班查、院领导查、科主任和护士长查，医务人员

结合自己的岗位查。重点查服务态度、医务质量、医患关系、收费标准、投诉信件，通过检查，及时了解医德、医风的现状，做到边查边改。

（3）建立医德、医风考评制度

按级别成立相应的考评小组，制定出考评内容标准，定期和不定期进行考评，主要考评坚守岗位、服务态度、医疗质量、履行职责、收受钱物等，对突出的好人好事及时通报表彰，对医德低劣的被投诉者作出相应的处理，绝不姑息迁就。医院管理者要结合自己单位的具体情况，制定切实可行的制度规范。在加强医院管理工作的同时，推进医德教育。

第 2 节　医 德 修 养

【案例 14-2】"这就是中心医院心脏外科的陈兴澎主任，手术做到凌晨 3 点 30 分，汗流浃背，凌晨还抽空帮忙看了个门诊患者的彩超报告单，躺在手术室的地上就睡了。"2015 年 4 月，一张照片配着上述这段话，在网上被广泛转发和关注。照片中，一名身着深绿色手术服、戴着口罩的男医生躺在地上休息，手术服胸前被疑似血液的深色液体浸透，拿着手机的手搭在胸前。不少网友被医生的辛苦所打动，纷纷称赞医生的敬业精神。据记者调查，照片中的医生是郑州大学附属洛阳中心医院心脏外科主任陈兴澎。

讨论与思考：陈兴澎医生的表现反映了怎样的医德境界？

一、医德修养的含义

医德修养指医务人员按照一定的医德原则和规范的要求，在医德知识、医德意识、医德情感、理想人格等方面进行的自我改造、自我陶冶、自我锻炼和自我培养的过程，以及在此基础上所达到的医德境界。人们通常所说的医德修养往往有两层含义：一是指动态的"修养过程"，即医务工作者按照一定的医德原则和规范所进行的学习、体验、对照、检查、反省等心理活动和实践活动；二是指静态的"修养境界"，指医务人员在医德实践过程中，经过长期努力所达到的医德水平和医德境界。医德修养的目的在于塑造医务人员自身的品质。医德修养的实质是医务人员把医德原则和规范转化为内心信念的过程。在这个过程中，自觉地进行善恶两种对立观念的博弈，择其善者而从之，择其不善者而改之。

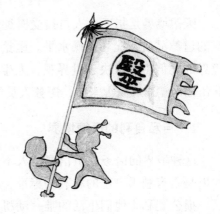

二、医德修养的作用

医德原则和规范内化为一个医务工作者的道德信念和道德行为要通过两个途径：一是医德教育；二是医德修养。而后者比前者更重要，因为它强调通过自我教育、自我约束、自我改造和自我完善，最终将医德原则和规范内化为自身的道德信念。医德修养的作用主要表现在：

1．医德教育产生效果的关键环节

马克思主义认为，外因必须通过内因才能起作用。医德教育只有使教育内容内化为个体的内心信念，外化为个体的行动才能产生效果，如果缺少了个体的自我修养，医德教育将是软弱无力的。

2．医德品质形成的重要途径

医德品质的形成，无疑是外在教育和内在修养相互作用的结果。医德教育产生效果有赖于医德修养，医德修养可以不断地锤炼医务工作者的道德品质。我国历来推崇道德修养，儒学所倡导的"修身、齐家、治国、平天下"，排在首位的"修身"讲的就是一种修养，主要是指道德修养。加强医德修养可以有效地提高医务工作者的医德品质。

3．提高医术水平的助推器

从医务活动的宗旨来看，医德和医术是辩证统一的关系，医德可以使医术更好地发挥作用，而没有医术就谈不上医德。一个注重医德修养的人，就会热爱医学，热爱医疗事业，就会把这种热爱转化为不断学习医学知识的动力，转化为提高医疗水平的追求。

三、医德修养境界

医德境界是指医务人员接受医德教育，进行医德修养所达到的道德觉悟程度以及所形成的道德品质状况和情操水平。医德境界是医德修养水平的反映。一般来说，医务人员的境界的高低主要取决于世界观、人生观、职业观和知识水平等因素。现阶段，就我国医疗队伍的医德修养状况来看，医务人员的医德境界主要包括以下四个层次：

1．自私自利的医德境界

这种境界的医务人员信奉"人不为己，天诛地灭"等处世格言，认识和处理一切关系均以是否有利于自己的私利为标准，斤斤计较个人得失，不择手段牟取个人利益，损人利己，损公肥私。他们生活的唯一动机和目的，就是满足自己自私自利的需求。其道德标准是视私利为神圣不可侵犯，把医疗卫生事业作为个人获取名利的手段，对待患者的态度以患者能否为自己提供好处为条件，把医疗技术、听诊器、手术刀、诊断书、处方等作为图

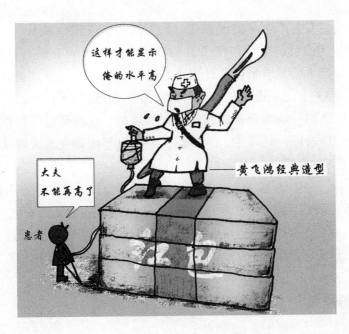

谋私利的资本和工具，对工作不负责任，甚至玩忽职守，草菅人命。处于这种道德境界的医务人员虽然是少数，但对社会危害很大。这是一种最低层次的医德境界。

2. 先私后公的医德境界

处于这种医德境界的医务人员，以追求个人正当利益为目的，但同时又不妨害别人和集体。他们所信奉的基本原则就是奉公守法，人我两惠、公私兼顾，勤劳致富。能考虑到集体利益和患者利益，工作比较认真，有的人技术也不差。他们具备一般的传统美德和良心，同情不幸，帮助弱者，厌恶和憎恨不正之风以及一切丑恶现象，他们淳朴而正直，但他们的眼光不够宽广，志向不够远大，他们的动机和目的往往局限在追求个人利益的满足上，特别是当个人利益和集体利益或他人利益发生矛盾时，往往采取集体利益、他人利益服从个人利益的价值取向。

3. 先公后私的医德境界

先公后私的医德境界对一般医务人员具有一定理想性，但也不难企及。处于这种医德境界的医务人员能正确处理个人与国家、个人与集体的关系，能以人民和集体的利益为重，凡事先为集体和人民着想，先为他人着想，对患者关心体贴，对工作认真负责、团结协作。当个人利益与患者、集体、国家利益发生冲突时，能把患者、集体、国家的利益放在个人利益之上。他们主张通过自己的诚实劳动和服务来获取正当合理的个人利益。当前我国大多数医务人员已达到了这种医德境界，这是医疗队伍的主体精神。

4. 无私奉献的医德境界

无私奉献的医德境界是医学人道主义精神在医务领域中的体现，代表了医德修养的发展方向，是医德境界的最高层次。有这种医德境界的医务人员一切言行都能以是否有利于集体为原则。他们有共产主义的世界观、人生观和价值观，对工作认真负责，他们总是把人民的事业作为自己的事业，把患者的幸福当作自己的幸福。对患者非常负责，对同事特别热忱，对技术精益求精，不计较个人得失，处处以患者利益为重，始终保持"先天下之忧而忧，后天下之乐而乐"的胸怀和"毫不利己，专门利人""全心全意为人民服务"的精神，始终如一地践行着医德的原则和规范。这种高尚的医德境界闪烁着共产主义理想的光辉，白求恩、赵雪芳、吴英恺、裘法祖等优秀模范人物就是这种医德境界的典范，是我们学习的楷模。

上述四种医德境界，是当前医务人员不同医德水平的总体反映，但它不是一成不变的。即便是同一个人在不同时期，由于思想觉悟的变化，医德境界也会随之变化。医务人员要达到崇高的医德境界，就需要在医疗卫生实践中，不断地克服困难，提高医疗技术水平，加强医德修养，才能使自己的医德境界不断地由低层次向高层次发展，逐步达到理想的境界。

四、医德修养的途径和方法

1. 立志

立志指医务人员根据自己的道德认知和人生追求立下的所要实现的道德理想和目标。立志在道德修养中具有重要的作用。只有树立远大的理想，才能增强医德修养的自觉性。医务人员只有确立了自己的道德志向，才可以激励和规范自己的道德行为，从而自觉主动地提高自己的医德修养。

2. 学习

学习是提高医德修养的基本途径。文明、理智、高尚总是同知识、文化相联系；不明事理、粗俗、野蛮，总是和愚昧、无知、不学无术相联系。古希腊人把知识本身就看作一种美德，故曰："知识即美德"，只有通过学习才能获得知识。学习，既包括学习医德理论知识，也包括学习人文知识。医德榜样更是医务人员学习的重要对象。有了这些知识，医务人员才能懂得什么是善，什么是恶；什么是荣，什么是耻；什么可为，什么不可为。从而提高自身的医德认知和判断能力，才知道如何去加强自身修养。学习的过程实际上就是自我教育的过程。

3. 内省

这一方法可发挥人们的主动精神，医务人员在自己内心深处用道德标准进行检查、反省，找出坏毛病、坏思想、坏念头，并加以克制和改正。内省一直是伦理思想家所推崇的一种道德修养方式。曾子曾说"吾日三省吾身"。在医德修养中，内省指医务人员根据自己的道德认知和道德志向，时刻反省自己的行为是否符合医德规范。只有通过内省，才能认清自己，明确方向，使自己的道德修养不断提高。学习和内省是紧密联系的，只学习而不内省，犹如水过地皮湿，学习再多也无益处，难以有品德上的提高，只内省而不学习，犹如井底之蛙，不能提高道德认识，也难以达到最高的道德境界。

4．对比

在医德修养过程中，经常将自己当下的修养情况与自己的过去和别人的修养情况进行对比，以总结经验教训，取长补短，更好地指导自己今后的医德修养。

5．积善

医务人员要精心地保持自己的善行，要精心地培养心中萌生的正确的医德观念和医德品质的幼芽，使其不断积累和壮大。战国时伦理思想家荀子曾说："积土成山，风雨兴焉；积水成渊，蛟龙生焉；积善成德，而神明自得，圣心备焉。故不积跬步，无以至千里；不积细流，无以成江海。"高尚的道德人格和道德品质，不是一夜之间能够养成的，它需要一个长期的积善过程。只有不弃小善，才能积成大善；只有积"众善"，才能形成高尚的品德。

6．慎独

这种道德修养方法，强调在无人监督时不仅不能放松对自己的要求，而且要更加注意坚持自己的道德信念，要非常的谨慎和小心，强调要在"隐"和"微"上下功夫。当人们闲居独处的时候，别人看不到，听不到，最易肆意言行，不注意以道德规范来要求自己。慎独是古代医德传统对医务人员医德修养的普遍要求，也是医德修养日臻完善的一种境界。慎独作为医德修养的途径和方法，是指医务人员在个人独处时仍然要坚持医德信念，恪守医德原则规范，不做与医德相悖的事情。从一定意义上说，医德修养能否成功，关键看其能否慎独。

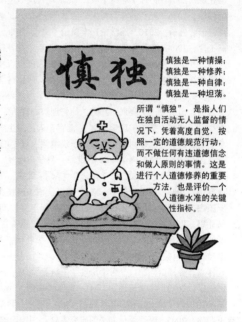

慎独是一种情操；
慎独是一种修养；
慎独是一种自律；
慎独是一种坦荡。

所谓"慎独"，是指人们在独自活动无人监督的情况下，凭着高度自觉，按照一定的道德规范行动，而不做任何有违道德信念和做人原则的事情。这是进行个人道德修养的重要方法，也是评价一个人道德水准的关键性指标。

7．力行

力行是指亲身进行的道德实践，它是医德修养的根本途径，也是上述医德修养方法、途径得以贯彻落实的重要保障。任何道德修养都要知行合一。道德认知只有付诸实践才有价值。医德修养如果仅仅停留在口头上或内心里，而不见行动，就永远达不到既定的目的，必须落实到具体的实践中。在医德修养中强调实践有其特殊意义：首先，实践是检验医德修养正确与否的标准。只有实践才能证明医务人员的医德认知是否正确，检验医务人员知行是否合一。其次，实践是推动医德修养不断提高的动力，是实现医德修养境界的唯一途径。医务人员只有通过实践，才能使医德品质不断完善，才能达到完美的道德修养境界。

思　考　题

1．医德教育的特点有哪些？

2．医学生如何加强医德修养？

参 考 文 献

爱因斯坦, 1976. 爱因斯坦文集: 第 3 卷 [M]. 北京: 商务印书馆.

车龙浩, 2005. 医学伦理学 [M]. 北京: 高等教育出版社.

陈觉民, 2006. 医务工作者职业道德教育 [M]. 昆明: 云南科学技术出版社.

陈晓阳, 曹永福, 2010. 医学伦理学 [M]. 北京: 人民卫生出版社.

陈亚新, 2002. 当代医学伦理学 [M]. 北京: 科学出版社.

丁勇, 2009. 医学伦理学 [M]. 南京: 江苏科学技术出版社.

杜安娜, 孙洪. 1995. 刍议医德评价方法的建立 [J]. 中华医院管理杂志, 2 (4): 40-41.

段德智, 2006. 西方死亡哲学 [M]. 北京: 北京大学出版社.

樊民胜, 张金钟, 2009. 医学伦理学 [M]. 北京: 中国中医药出版社.

冯彩章, 李葆定, 1984. 贺诚传 [M]. 北京: 解放军出版社.

冯先琼, 2007. 护理学导论 [M]. 北京: 人民卫生出版社.

傅伟勋, 2006. 死亡的尊严与生命的尊严 [M]. 北京: 北京大学出版社.

高桂云, 郭琦, 2010. 医学伦理学概论 [M]. 北京: 中国社会科学出版社.

高玉萍, 2004. 护理伦理与法规 [M]. 北京: 高等教育出版社.

海波, 2008. 佛说死亡 [M]. 西安: 西安人民出版社.

皇甫翰深, 2009. 医学伦理学 [M]. 成都: 四川科学技术出版社.

李洪文, 2005. 论胎儿民事权益的法律保护 [J]. 湖南社会科学, 18 (2): 36-38.

李孟潮, 田玉荣, 王晓京, 2002. 如何理解心理治疗中的治疗关系及其特点 [J]. 中国心理卫生杂志, 16 (2): 135-139.

李小寒, 2006. 基础护理学 [M]. 北京: 人民卫生出版社.

李孝鹏, 2007. 医疗纠纷司法鉴定争议案例点评 [J]. 上海医学, 30 (11): 881-882.

李勇, 2010. 医学伦理学 [M]. 北京: 科学出版社.

刘运喜, 焦雨梅, 2010. 医学伦理学 [M]. 武汉: 华中科技大学出版社.

卢启华, 2006. 医学伦理学 [M]. 武汉: 华中科技大学出版社.

罗国杰, 马博宣, 余进, 1986. 伦理学教程 [M]. 北京: 中国人民大学出版社.

马克思, 恩格斯, 1972. 马克思恩格斯选集: 第 4 卷 [M]. 北京: 人民出版社.

泰德 C 费晓闻, 2011. 揭秘老龄化 [M]. 吴礼敬, 刘娜, 肖梦云, 译. 北京: 机械工业出版社.

秦敬民, 2010. 医学伦理学 [M]. 北京: 人民卫生出版社.

丘祥兴, 孙福川, 2011. 医学伦理学 [M]. 北京: 人民卫生出版社.

邱仁宗, 2010. 生命伦理学 [M]. 北京: 中国人民大学出版社.

王晶, 1999. 护士修养与礼仪规范 [M]. 北京: 科学普及出版社.

王明旭, 2005. 医德评价方法的研究 [M]. 中国医学伦理学, 18 (1): 19-20.

王明旭, 2010. 医学伦理学 [M]. 北京: 人民卫生出版社.

温日锦, 王光秀, 覃安宁, 2008 [M]. 医学伦理学. 南宁: 广西人民出版社.

吴素香, 2008. 宗教与临终关怀 [J]. 世界宗教文化, 13 (2): 49-52.

吴素香, 2009. 医学伦理学 [M]. 广州: 广东高等教育出版社.

徐宗良, 2011. 面对死亡——死亡伦理 [M]. 上海: 上海科技教育出版社.

杨放, 张晨, 2001. 医学伦理学 [M]. 上海: 第二军医大学出版社.

杨世民, 2010. 医学伦理学 [M]. 北京: 人民卫生出版社.

余方才, 杜继双, 1993. 医学伦理学 [M]. 合肥: 中国科学技术大学.

袁俊平, 谷桂菊, 2007. 医学伦理学 [M]. 北京: 科学出版社.

曾繁荣, 2008. 医学伦理学 [M]. 北京: 人民卫生出版社.

翟晓敏, 2011. 医学伦理学教程 [M]. 上海: 复旦大学出版社.

张金钟, 王晓燕, 2010. 医学伦理学 [M]. 北京: 北京大学医学出版社.

张世嵘, 1990. 新编医学伦理学 [M]. 青岛: 青岛出版社.

郑文清, 胡慧远, 2010. 现代医学伦理学概论 [M]. 武汉: 武汉大学出版社.

张秋生, 姜恒, 李善勇, 2017. 市场经济下医学院学生医德教育体系与教育模式思考 [J]. 医学教育研究与实践, 25 (3): 451.

杨金奎, 1996. 论医德修养的要求与方法 [J]. 中国医学伦理学, 4: 52.